ニュートン超《ちょう》図《ず》解《かい》新書《しんしょ》

最《さい》強《きょう》に面《おも》白《しろ》い

人《じん》体《たい》

はじめに

「人体《じんたい》」とは，私《わたし》たち自身《じしん》のことです。しかし自分自《じぶんじ》身《しん》のことであるにもかかわらず，私《わたし》たちは人体《じんたい》のことをよく知《し》らないまま，毎日《まいにち》を過《す》ごしているのではないでしょうか。たとえば今《いま》，1回《かい》の呼吸《こきゅう》で，どれくらいの量《りょう》の空気《くうき》が肺《はい》を出入《ではい》りしたでしょうか。

人体《じんたい》は，たとえ意識《いしき》をしなくても，呼吸《こきゅう》をする，食《た》べた物《もの》を消化《しょうか》する，体温《たいおん》を保《たも》つといった，生命《せいめい》の維持《いじ》に欠《か》かせないはたらきをしてくれます。さらに，私《わたし》たちが意識《いしき》をすれば，その通《とお》りに手《て》や足《あし》などを動《うご》かしてくれます。眼《め》や耳《みみ》，鼻《はな》，皮膚《ひふ》などは，たえず外《そと》の世界《せかい》の情報《じょうほう》を収集《しゅうしゅう》してくれますし，体《からだ》の中《なか》に病原体《びょうげんたい》や異物《いぶつ》が侵入《しんにゅう》してくれば，すぐに免疫《めんえき》のしくみがはたらいて，守《まも》ってくれます。このように人体《じんたい》には，驚異的《きょういてき》な能力《のうりょく》がそなわっているのです。

本書《ほんしょ》は，2020年《ねん》2月《がつ》に発売《はつばい》された，ニュートン式超《しきちょう》図解《ずかい》 最強《さいきょう》に面白《おもしろ》い!!『人体《じんたい》』の，新書版《しんしょばん》です。消化《しょうか》，呼吸《こきゅう》，皮膚《ひふ》・骨《ほね》・筋肉《きんにく》，脳《のう》と感覚器《かんかくき》，血液《けつえき》と免疫《めんえき》の順《じゅん》番《ばん》に，人体《じんたい》のしくみとはたらきをゼロから学《まな》べる1冊《さつ》です。“最強《さいきょう》に”面白《おもしろ》い話題《わだい》をたくさんそろえましたので，どなたでも楽《たの》しく読《よ》み進《すす》めることができます。人体《じんたい》の世《せ》界《かい》を，どうぞお楽《たの》しみください！

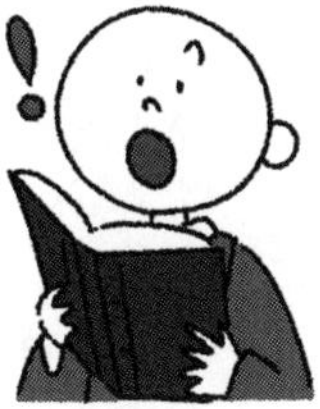

ニュートン超《ちょう》図《ず》解《かい》新書《しんしょ》

最強《さいきょう》に面白《おもしろ》い
人体《じんたい》

イントロダクション

0 人体《じんたい》の中《なか》はどうなっているか
ながめてみよう！… 10

第《だい》1章《しょう》 消化《しょうか》の旅《たび》

1 ご飯《はん》は，消化液《しょうかえき》で分解《ぶんかい》
されてから吸収《きゅうしゅう》される… 16

2 だ液《えき》は，つくられる場所《ばしょ》で
ねばねば具合《ぐあい》がちがう… 19

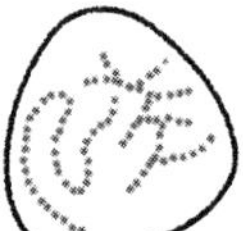

3 歯《は》は，人体《じんたい》で最《もっと》もかたい部分《ぶぶん》… 22

コラム かむ力《ちから》が最強《さいきょう》の動物《どうぶつ》は？… 26

4 逆立《さかだ》ちしても，食《た》べ物《もの》は胃《い》にたどり着《つ》く… 28

5 強酸性《きょうさんせい》の胃酸《いさん》が，食《た》べ物《もの》を殺菌《さっきん》する… 31

6 膵臓《すいぞう》は，なんでも分解《ぶんかい》する
消化器官《しょうかきかん》のエース… 34

7 小腸《しょうちょう》の長《なが》さは，6メートル以上《いじょう》… 37

8 大腸《だいちょう》には，100兆《ちょう》もの細菌《さいきん》がすんでいる… 40

9 肝臓《かんぞう》は，500種類以上《しゅるいいじょう》の
物質《ぶっしつ》をつくる化学工場《かがくこうじょう》… 43

コラム 生海苔《なまのり》は消化《しょうか》できない!?… 46

10 腎臓《じんぞう》は，1日《にち》に牛乳《ぎゅうにゅう》パック
1700本分《ぼんぶん》の血液《けつえき》をろ過《か》する… 48

11 膀胱《ぼうこう》は，最大約《さいだいやく》700ミリリットルの
尿《にょう》をためられる… 51

コラム 博士《はかせ》！ 教《おし》えて!!
緊張《きんちょう》とおしっこの関係《かんけい》… 56

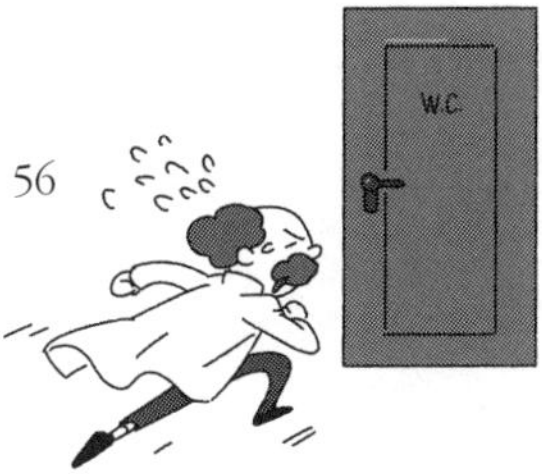

W.C.

第《だい》2章《しょう》
全身《ぜんしん》に酸素《さんそ》を届《とど》ける肺《はい》と心臓《しんぞう》

1 肺《はい》は，4～5リットルの空気《くうき》をためこめる… 60

2 肺《はい》の中《なか》には，2億《おく》個《こ》以上《いじょう》の小部屋《こべや》がある… 64

コラム 鼻《はな》はいつも片方《かたほう》つまっている？… 68

3 心臓《しんぞう》は，1分間《ぶんかん》に5リットルの血液《けつえき》を送《おく》りだす… 70

4 心臓《しんぞう》の「ドクン」は，“扉《とびら》”の開《あ》け閉《し》めの音《おと》… 73

5 運動《うんどう》をすると，筋肉《きんにく》を流《なが》れる血液量《けつえきりょう》は30倍《ばい》になる… 77

コラム タコは，心臓《しんぞう》を三《みっ》つもっている！… 80

4コマ 杉田《すぎた》玄白《げんぱく》の 志《こころざし》… 82

4コマ 勉強《べんきょう》だけじゃダメ… 83

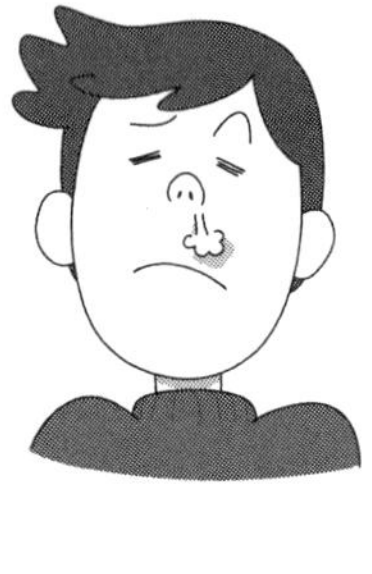

第《だい》3章《しょう》 体《からだ》を形《かたち》づくる皮膚《ひふ》・骨《ほね》・筋肉《きんにく》

1 皮膚《ひふ》は，機能《きのう》のちがう三《みっ》つの層《そう》でできている… 86

2 暑《あつ》いときに皮膚《ひふ》が赤《あか》くなるのは，体温調節《たいおんちょうせつ》のため… 90

3 若《わか》い人《ひと》でも，毎日《まいにち》100本《ぽん》の髪《かみ》がぬける… 94

コラム 世界一毛深《せかいいちけぶか》い動物《どうぶつ》は，ラッコ… 98

4 骨《ほね》は，1年間《ねんかん》に約《やく》5分《ぶん》の1が入《い》れかわる… 100

5 腕《うで》を動《うご》かすときにはたらく筋肉《きんにく》を見《み》てみよう！… 103

6 筋肉《きんにく》は，2種類《しゅるい》の線維《せんい》でできていた… 106

コラム 博士《はかせ》！ 教《おし》えて!! 赤《あか》ちゃんは骨《ほね》が多《おお》い？… 110

4コマ 玄白《げんぱく》，解剖《かいぼう》への憧《あこが》れ… 112

4コマ オランダ語《ご》の壁《かべ》… 113

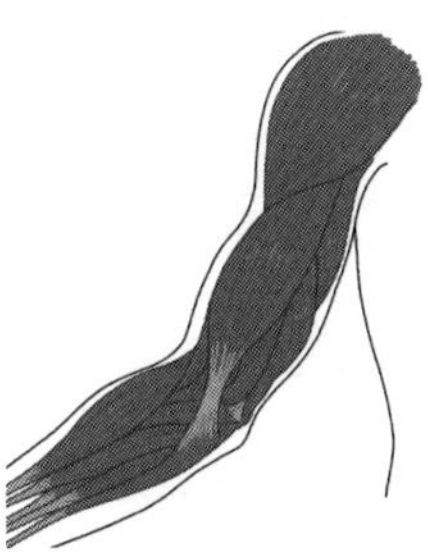

第《だい》4章《しょう》
思考《しこう》・運動《うんどう》・感覚《かんかく》を司《つかさど》る脳《のう》と感覚器《かんかくき》

1 情報《じょうほう》のやりとりをする神経細胞《しんけいさいぼう》… 116

2 脳《のう》は，約《やく》20％のエネルギーを消費《しょうひ》する器官《きかん》… 119

3 大脳《だいのう》は，領域《りょういき》ごとに専門分野《せんもんぶんや》をもっている… 122

4 たくさんの神経《しんけい》の通《とお》り道《みち》，脊髄《せきずい》… 125

5 自律神経《じりつしんけい》が私《わたし》たちの体内環境《たいないかんきょう》をコントロール… 128

6 眼《め》には，1億画素《おくがそ》ものセンサーがそなわっている… 131

7 耳《みみ》に入《はい》った音《おと》は，20倍《ばい》に増幅《ぞうふく》される… 135

8 カタツムリ状《じょう》の蝸牛管《かぎゅうかん》で音《おと》をとらえる… 138

9 鼻《はな》は，切手《きって》1枚分《まいぶん》の領域《りょういき》でにおいを感知《かんち》する… 141

10 味《あじ》に敏感《びんかん》なのは，舌《した》の先《さき》と根元《ねもと》… 144

コラム トカゲには第三《だいさん》の目《め》がある… 148

コラム カメレオンの舌《した》は，超高速《ちょうこうそく》で飛《と》びだす… 150

第《だい》5章《しょう》

体内《たいない》をかけめぐる血液《けつえき》

1 多《おお》くの機能《きのう》をそなえた流《なが》れる臓器《ぞうき》，血液《けつえき》… 154

2 コレステロールで，血管《けっかん》が硬《かた》くなる… 157

3 血球《けっきゅう》は，骨《ほね》の中《なか》でつくられる… 160

4 特定《とくてい》の細胞《さいぼう》に向《む》けて送《おく》られる“メール”，ホルモン… 163

コラム 焼《や》き肉《にく》で，内臓《ないぞう》はなぜホルモン？… 166

5 外敵《がいてき》から体《からだ》を守《まも》る防衛隊《ぼうえいたい》，免疫《めんえき》… 168

6 免疫《めんえき》は，胸腺《きょうせん》や骨髄《こつずい》で訓練《くんれん》される… 172

7 リンパ管《かん》と血管《けっかん》は，免疫細胞《めんえきさいぼう》の通《とお》り道《みち》… 176

コラム 博士《はかせ》！ 教《おし》えて!! 肥満《ひまん》はなぜ体《からだ》に悪《わる》いの？… 180

4コマ 玄白《げんぱく》，ターヘル・アナトミアを購入《こうにゅう》… 182

4コマ 解体新書《かいたいしんしょ》の執筆《しっぴつ》… 183

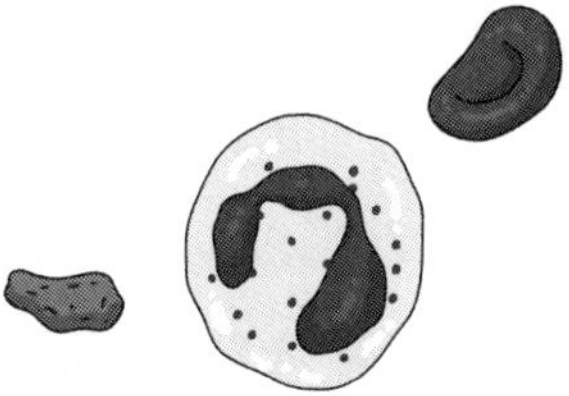

さくいん… 184

0 人体《じんたい》の中《なか》はどうなっているかながめてみよう！

人体《じんたい》は，さまざまな器官《きかん》が連携《れんけい》して動《うご》く

私《わたし》たちはつねに呼吸《こきゅう》し，食《た》べる・眠《ねむ》る・排泄《はいせつ》するをくりかえしています。また，考《かんが》えたり，感情《かんじょう》を伝《つた》えたりもします。**そうした活動《かつどう》は，人《じん》体《たい》のそれぞれの器官《きかん》が連携《れんけい》して行《おこな》われています。**

体《からだ》の中《なか》をめぐる血管《けっかん》は，およそ6000キロメートル！

私《わたし》たちの体《からだ》を維持《いじ》するのに，どんな器官《きかん》が必《ひつ》要《よう》なのでしょう。11ページのイラストを見《み》てください。体《からだ》の中《なか》には，さまざまな器官《きかん》があります。**たとえば，血管《けっかん》の長《なが》さは，毛細血管《もうさいけっかん》まで含《ふく》めると，平均《へいきん》しておよそ6000キロメートルになり**

0 人体《じんたい》のおもな器官《きかん》

体内《たいない》には，思考《しこう》を司《つかさど》る器官《きかん》，消化《しょうか》のための器官《きかん》，呼吸《こきゅう》のための器官《きかん》など，さまざまな器官《きかん》が収《おさ》まっています。イラストでえがいた各器官《かくきかん》のくわしい説明《せつめい》は，（　）の中に示したページで紹介《しょうかい》しています。

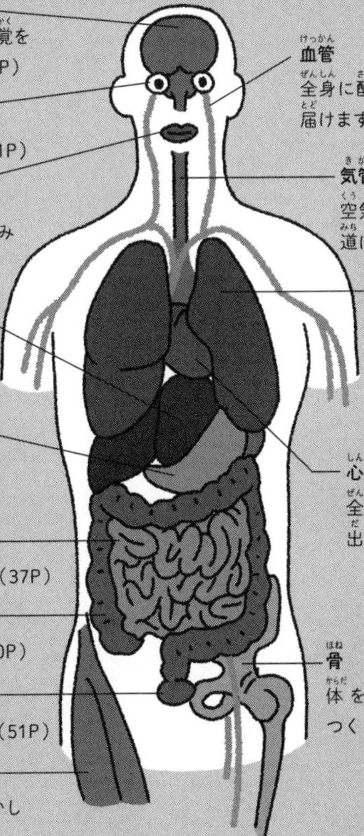

ます。また，皮膚《ひふ》の重《おも》さは，皮下組織《ひかそしき》まで含《ふく》めると，約《やく》９キログラム（体重《たいじゅう》の14％）にもなります。

第《だい》1章《しょう》から，人体《じんたい》のそれぞれの器官《きかん》がどのように連携《れんけい》して動《うご》いているのかをみていきましょう。

【本書《ほんしょ》の主《おも》な登場人物《とうじょうじんぶつ》】

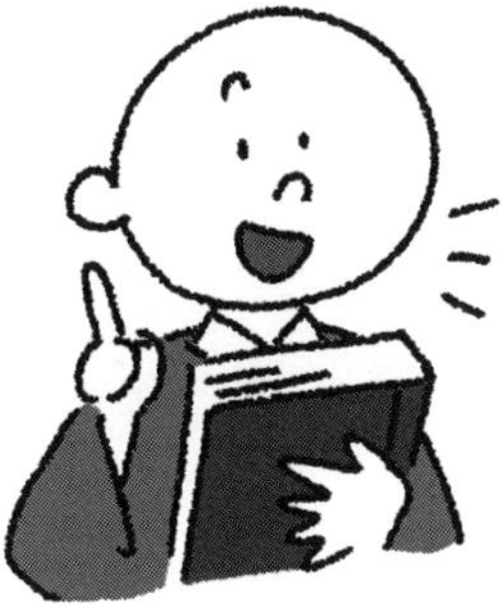

杉《すぎ》田《た》玄白《げんぱく》

中学生《ちゅうがくせい》

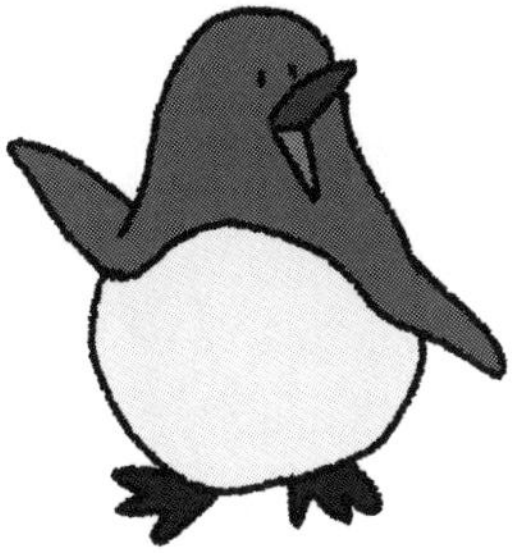

ペンギン

第《だい》1章《しょう》

消《しょう》化《か》の旅《たび》

私《わたし》たちは毎日《まいにち》，食《た》べ物《もの》から栄養分《えいようぶん》を得《え》て，活動《かつどう》のエネルギー源《げん》にしています。私《わたし》たちの体《からだ》は，どのようなしくみで食《た》べ物《もの》から栄養分《えいようぶん》をしぼりとっているのでしょうか。口《くち》から入《はい》った食《た》べ物《もの》が体《からだ》の中《なか》を通《とお》り抜《ぬ》け，排出《はいしゅつ》されるまでを見《み》てみましょう。

1 ご飯《はん》は，消化液《しょうかえき》で分解《ぶんかい》されてから吸収《きゅうしゅう》される

「消化《しょうか》」は，口《くち》の中《なか》に入った時《とき》からはじまる

食《た》べ物《もの》や飲《の》み物《もの》の「消化《しょうか》」は，口《くち》の中《なか》に入《はい》ったときからはじまります。

消化《しょうか》とは，食《た》べ物《もの》のかたまりを細《こま》かくくだき，消化液《しょうかえき》による化学反応《かがくはんのう》で，栄養素《えいようそ》の成分《せいぶん》を体内《たいない》に吸収《きゅうしゅう》できるまで細《こま》かく分解《ぶんかい》していくことです。

ヒトが消化《しょうか》を行《おこな》うのは，栄養素《えいようそ》の成分《せいぶん》（分子《ぶんし》）がそのままでは大《おお》きすぎ，また私《わたし》たちの体《からだ》の成分《せいぶん》とはことなるからです。細《こま》かく分解《ぶんかい》しないと体内《たいない》に吸収《きゅうしゅう》できず，異質《いしつ》なものと認識《にんしき》されてしまうのです。

1 炭水化物《たんすいかぶつ》を食《た》べると……

炭水化物《たんすいかぶつ》は米《こめ》やパン，めん類《るい》などに多《おお》く含《ふく》まれる栄養《えいよう》素《そ》です。だ液《えき》や膵液《すいえき》で分解《ぶんかい》され，一《ひと》つ一《ひと》つの糖《とう》（単糖《たんとう》）となって小腸《しょうちょう》で吸収《きゅうしゅう》され，活動《かつどう》のエネルギー源《げん》として肝臓《かんぞう》から体中《からだじゅう》の細胞《さいぼう》へ供給《きょうきゅう》されます。

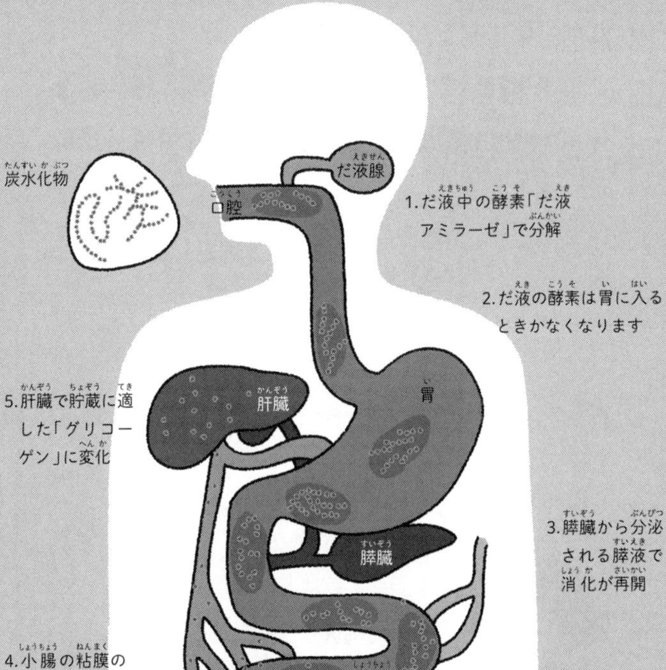
炭水化物《たんすいかぶつ》
口腔
だ液腺《えきせん》
1.だ液中《えきちゅう》の酵素《こうそ》「だ液《えき》アミラーゼ」で分解《ぶんかい》
2.だ液《えき》の酵素《こうそ》は胃《い》に入《はい》るときかなくなります
胃《い》
肝臓《かんぞう》
5.肝臓《かんぞう》で貯蔵《ちょぞう》に適《てき》した「グリコーゲン」に変化《へんか》
3.膵臓《すいぞう》から分泌《ぶんぴつ》される膵液《すいえき》で消化《しょうか》が再開《さいかい》
膵臓《すいぞう》
4.小腸《しょうちょう》の粘膜《ねんまく》の消化酵素《しょうかこうそ》が単《たん》糖《とう》にして吸収《きゅうしゅう》
小腸《しょうちょう》

食《た》べ物《もの》は，口《くち》から肛門《こうもん》までを旅《たび》する

食《た》べた物《もの》を便《べん》としてトイレで目《め》にするときには，色《いろ》も形《かたち》も変《か》わりはてた姿《すがた》になっています。食《た》べた物《もの》は歯《は》でかみくだかれ，だ液《えき》などとまざり，少《すこ》しずつ姿《すがた》を変《か》えて消化《しょうか》・吸収《きゅうしゅう》され，その残骸《ざんがい》が便《べん》になるからです。

口《くち》から肛門《こうもん》までは約《やく》9メートル。食《た》べ物《もの》はおよそ20時間《じかん》以上《いじょう》におよぶ旅《たび》をします。19ページから，消化《しょうか》のしくみをさらにくわしくみていきましょう。

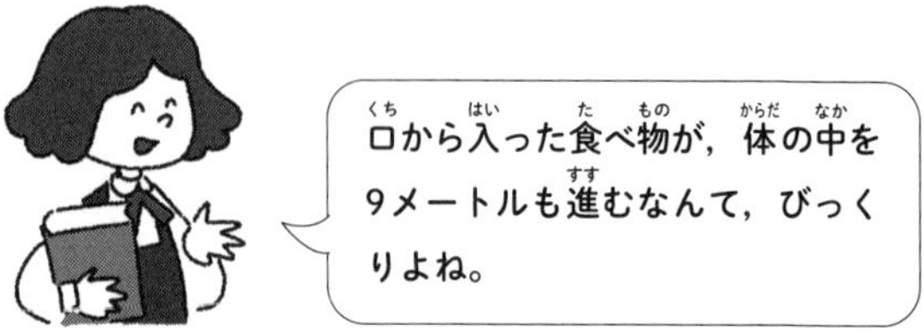
口《くち》から入《はい》った食《た》べ物《もの》が，体《からだ》の中《なか》を9メートルも進《すす》むなんて，びっくりよね。

2　だ液《えき》は，つくられる場所《ばしょ》で ねばねば具合《ぐあい》がちがう

だ液《えき》には，殺菌効果《さっきんこうか》や虫歯予防効果《むしばよぼうこうか》もある

消化液《しょうかえき》である「だ液《えき》」は，おもに三《みっ》つのだ液腺《えきせん》（耳下腺《じかせん》，顎下腺《がっかせん》，舌下腺《ぜっかせん》）でつくられ，1日《にち》におよそ1～1.5リットルも分泌《ぶんぴつ》されます。つねに一《いっ》定量《ていりょう》が分泌《ぶんぴつ》されているわけではなく，食事《しょくじ》のときは1分間《ぶんかん》に約《やく》4ミリリットル程度《ていど》と多《おお》くなります。

だ液《えき》は，消化作用《しょうかさよう》や，食《た》べ物《もの》がのどや食道《しょくどう》を通《とお》りやすくする作用《さよう》のほかに，歯《は》の間《あいだ》に残《のこ》った食《た》べかすを洗《あら》いながします。また，殺菌作用《さっきんさよう》のあるタンパク質《しつ》（リゾチーム）で細菌《さいきん》の繁殖《はんしょく》を防《ふせ》ぎ，口《くち》の中《なか》を清潔《せいけつ》に保《たも》つ，口内《こうない》のｐＨ《ピーエイチ》を中性《ちゅうせい》にして虫歯《むしば》を防《ふせ》ぐ，などのはたらきをします。

だ液《えき》のねばねばは，タンパク質《しつ》

だ液《えき》はほとんど（99.5％）が水分《すいぶん》で，その中《なか》に消化酵素《しょうかこうそ》（アミラーゼ）や粘《ねば》り気《け》のあるタンパク質《しつ》（ムチン）などを含《ふく》みます。だ液腺《えきせん》によって，分泌《ぶんぴつ》されただ液《えき》に含《ふく》まれるタンパク質《しつ》の種類《しゅるい》と量《りょう》がことなるため，それぞれのだ液腺《えきせん》から分泌《ぶんぴつ》されるだ液《えき》は，粘性《ねんせい》がことなります。

また，リラックスして食事《しょくじ》をしているときには口《くち》の中《なか》がさらさらしているのに対《たい》して，緊張《きんちょう》したときにはねばねばします。これは緊張《きんちょう》すると，だ液《えき》の全体量《ぜんたいりょう》が減《へ》る一方《いっぽう》で，タンパク質《しつ》の分泌量《ぶんぴつりょう》がふえるためです。

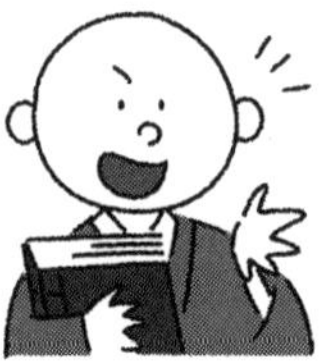

食《た》べ物《もの》を消化《しょうか》したり，食《た》べかすを洗《あら》い流《なが》したり，虫歯《むしば》を防《ふせ》いだり，だ液《えき》にはたくさんの重要《じゅうよう》な役割《やくわり》があるのです。

2 だ液《えき》をつくるだ液腺《えきせん》

だ液腺《えきせん》は左右《さゆう》に三《みっ》つずつあります（耳下腺《じかせん》，顎下腺《がっかせん》，舌下腺《ぜっかせん》）。だ液腺《えきせん》の出口《でぐち》は，肉眼《にくがん》でも確認《かくにん》できます。また舌《した》や口腔《こうくう》の粘膜《ねんまく》には，小《ちい》さなだ液腺《えきせん》が存在《そんざい》します。

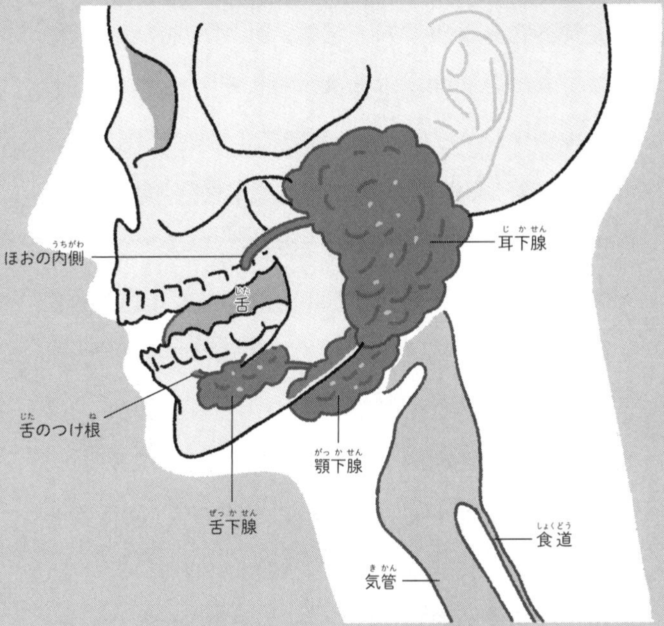

3 歯《は》は，人体《じんたい》で最《もっと》もかたい部分《ぶぶん》

歯《は》は水晶《すいしょう》にも匹敵《ひってき》するかたさ

食《た》べ物《た》をかみくだく歯《は》は，非常《ひじょう》にかたい組織《そしき》でできています。本体《ほんたい》は，およそ70%がリン酸《さん》カルシウムからなる象牙質《ぞうげしつ》でできています。

歯《は》ぐき（歯肉《しにく》）から突《つ》き出《だ》した「歯冠《しかん》」は，象牙《ぞうげ》質《しつ》の表面《ひょうめん》をエナメル質《しつ》がおおっています。このエナメル質《しつ》は，リン酸カルシウムが大半《たいはん》をしめ，水晶《すいしょう》に匹敵《ひってき》するかたさをもつ，人体《じんたい》で最《もっと》もかたい部分《ぶぶん》です。

一方《いっぽう》，歯《は》ぐきにうもれた「歯根《しこん》」は，象牙質《ぞうげしつ》の表面《ひょうめん》をセメント質《しつ》がおおい，周囲《しゅうい》の骨《ほね》（歯槽骨《しそうこつ》）との間《あいだ》を，丈夫《じょうぶ》な組織《そしき》（歯根膜《しこんまく》）がつないでいます。象牙質《ぞうげしつ》の内部《ないぶ》には空洞《くうどう》（歯髄腔《しずいくう》）があり，そこにある歯髄《しずい》の中《なか》を神経組織《しんけいそしき》や血管《けっかん》が通《とお》っています。

親知《おやし》らずはかみくだく機能《きのう》の退化《たいか》のあらわれ

　哺乳類《ほにゅうるい》は，食《た》べ物《もの》をかみ切《き》る犬歯《けんし》や切歯《せっし》（ヒトの前歯《まえば》），食《た》べ物《もの》をすりつぶす臼歯《きゅうし》など，複数《ふくすう》の形状《けいじょう》の歯《は》をもっています。

　ヒトは，かみくだく機能《きのう》が退化《たいか》していて，ゴリラなどの類人猿《るいじんえん》とくらべて犬歯《けんし》が目立《めだ》たなくなっています。口内《こうない》の最《もっと》も奥《おく》に生《は》える「親知《おやし》らず」は，人《ひと》によってはつくられさえもせず，これもかみくだく機能《きのう》の退化《たいか》の一例《いちれい》です。

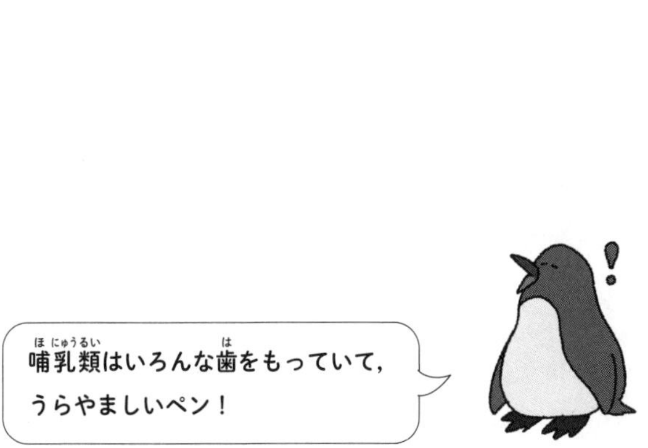
哺乳類《ほにゅうるい》はいろんな歯《は》をもっていて，
うらやましいペン！

3 歯《は》の断面《だんめん》と，歯《は》の種類《しゅるい》

左《ひだり》のイラストは歯《は》の断面《だんめん》，右《みぎ》のイラストは下顎《したあご》の歯並《はなら》びを示《しめ》したものです。永久歯《えいきゅうし》は，前歯《まえば》3本《ほん》（切歯《せっし》2本《ほん》，犬歯《けんし》1本《ぽん》）と奥歯《おくば》5本《ほん》（小臼歯《しょうきゅうし》2本《ほん》，大臼歯《だいきゅうし》3本《ぼん》）の8本《ぽん》が，左右上下《さゆうじょうげ》に4組《くみ》，合計《ごうけい》32本《ほん》あります。

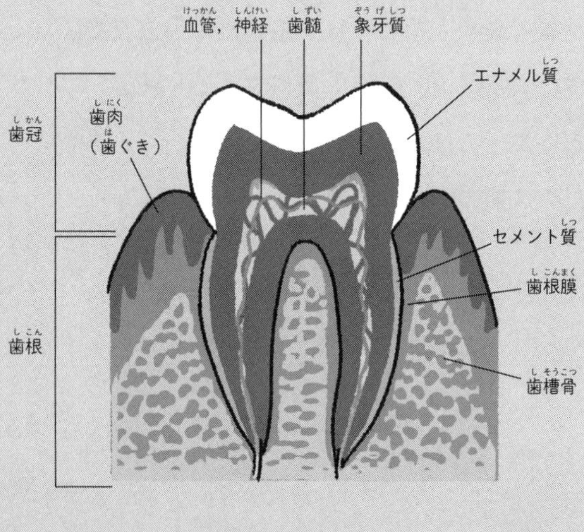

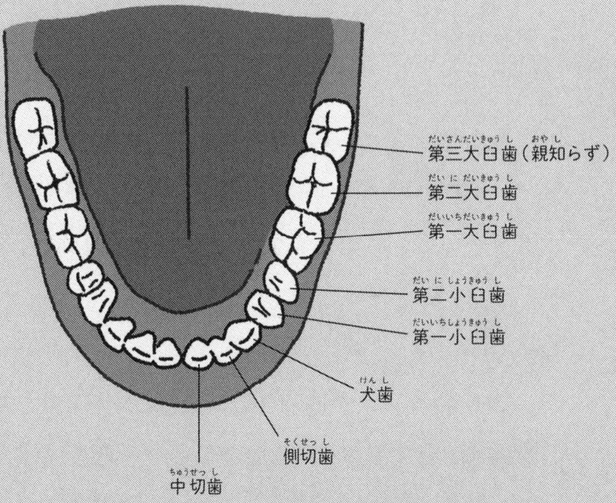
第三大臼歯《だいさんだいきゅうし》（親知《おやし》らず）
第二大臼歯《だいにだいきゅうし》
第一大臼歯《だいいちだいきゅうし》
第二小臼歯《だいにしょうきゅうし》
第一小臼歯《だいいちしょうきゅうし》
犬歯《けんし》
側切歯《そくせっし》
中切歯《ちゅうせっし》

かむ力《ちから》が最強《さいきょう》の動物《どうぶつ》は？

ヒトが思《おも》いっきり物《もの》をかみしめたときに出《だ》せる力《ちから》は，その人《ひと》の体重《たいじゅう》と同《おな》じくらいで，その25％くらいが食《た》べやすい食《た》べ物《もの》のかたさだといわれています。ちなみに，せんべいをかむときには14キログラム程《ほど》の力《ちから》が必要《ひつよう》です。

野生動物《やせいどうぶつ》は，ヒトよりもかむ力《ちから》がずっと強《つよ》いです。かむ力《ちから》がいちばん強《つよ》い動物《どうぶつ》は何《なに》か？　多《おお》くの研《けん》究《きゅう》チームが，さまざまな動物《どうぶつ》のかむ力《ちから》を研究《けんきゅう》しています。

2012年《ねん》，アメリカのグレゴリー・M・エリクソンは，現存《げんそん》するあらゆる動物《どうぶつ》の中《なか》で，最《もっと》も強《つよ》い力《ちから》でかむことができるのは，イリエワニであるというレポートを発表《はっぴょう》しました。23種類《しゅるい》のワニに測定器《そくていき》をかませる実験《じっけん》をしたところ，イリエワニは，1.7

トンの力《ちから》が出《だ》せることがわかりました。なお，絶《ぜつ》滅《めつ》したティラノサウルスは，5.8トン以上《いじょう》の力《ちから》でかむことができたと推測《すいそく》されています。

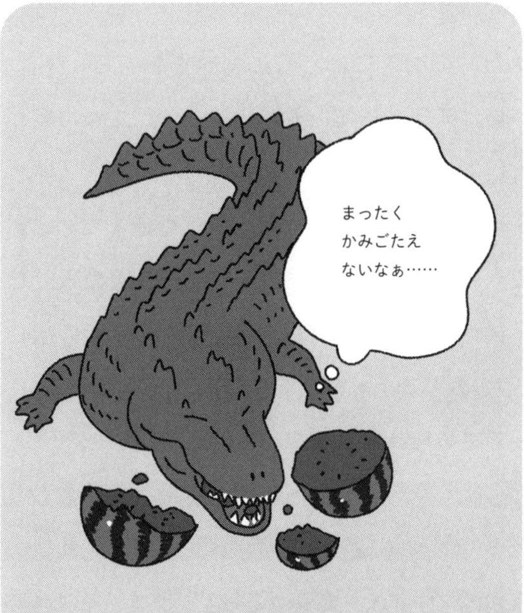
まったく
かみごたえ
ないなぁ……

4 逆立《さかだ》ちしても，食《た》べ物《もの》は胃《い》にたどり着《つ》く

胃《い》へ行《い》くか，肺《はい》へ行《い》くか。のどで交通整理《こうつうせいり》

私《わたし》たちののどには，胃《い》に食《た》べ物《もの》を送《おく》る「食道《しょくどう》」と，肺《はい》に空気《くうき》を送《おく》る「気管《きかん》」という，二《ふた》つの管《くだ》が連結《れんけつ》しています。

食《た》べ物《もの》が通《とお》るとき以外《いがい》は，空気《くうき》を通《とお》すために気管《きかん》の入《い》り口《ぐち》だけが開《ひら》いています。食道《しょくどう》の入《い》り口《ぐち》は，食《た》べ物《もの》を飲《の》みこむとき以外《いがい》は，のどの出口《でぐち》（食道《しょくどう》の入《い》り口《ぐち》）をとりまく筋肉《きんにく》（輪状咽頭筋《りんじょういんとうきん》）によって閉《し》められています。

反対《はんたい》に，食《た》べ物《もの》を飲《の》みこむときは，気管《きかん》の入《い》り口《ぐち》が一時的《いちじてき》にふさがれ，同時《どうじ》に食道《しょくどう》の入《い》り口《ぐち》の筋肉《きんにく》がゆるんで，食道《しょくどう》が開通《かいつう》します。これは，気管《きかん》（肺《はい》）に液体《えきたい》や固形物《こけいぶつ》を侵入《しんにゅう》させないためのしくみです。口《くち》のなかの食《た》べ物《もの》を飲《の》みこみ，

4 食《た》べ物《もの》が胃《い》に入《はい》るまで

食道《しょくどう》は，外径《がいけい》2センチメートル，長《なが》さ約《やく》25センチメートル，壁《かべ》の厚《あつ》さ4ミリメートルほどの管《くだ》です。食《た》べ物《もの》が進《すす》む速《はや》さは，1秒《びょう》に4センチほど。飲《の》みこんで6秒《びょう》ほどで胃《い》に入《はい》ります。

1.軟口蓋《なんこうがい》が上《あ》がって鼻《はな》への通路《つうろ》をふさぎ，喉頭蓋《こうとうがい》が気管《きかん》の入《い》り口《ぐち》をふさいで，食《た》べ物《もの》は食道《しょくどう》へ。

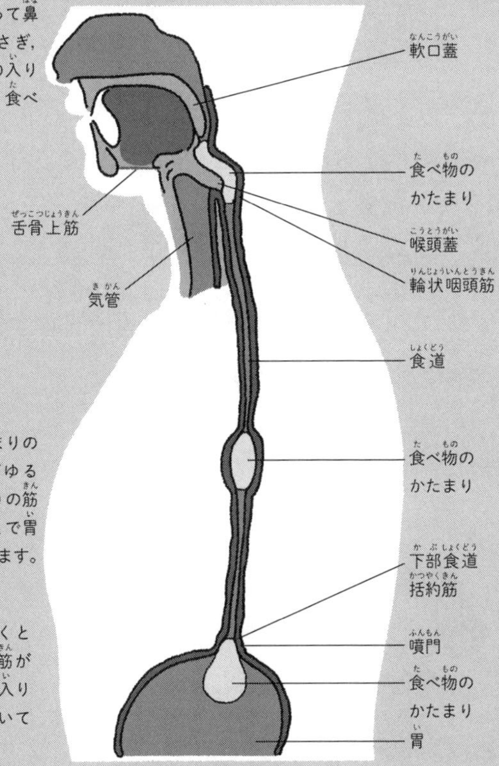

2.食《た》べ物《もの》のかたまりの前方《ぜんぽう》（胃側《いがわ》）がゆるみ，後方《こうほう》（口側《くちがわ》）の筋肉《きんにく》が締《し》まることで胃《い》へと進《すす》んでいきます。

3.食《た》べ物《もの》が近《ちか》づくと下部食道括約筋《かぶしょくどうかつやくきん》がゆるんで，胃《い》の入《い》り口《ぐち》（噴門《ふんもん》）が開《ひら》いて流《なが》れこみます。

食道《しょくどう》を進《すす》ませて，胃《い》に送《おく》りこむ一連《いちれん》の動作《どうさ》を，「嚥下《えんげ》」といいます。

重力《じゅうりょく》に関係《かんけい》なく，食《た》べ物《もの》は消化管《しょうかかん》を進《すす》む

食道《しょくどう》は，練《ね》り歯《は》みがきをチューブからしぼり出《だ》すように筋肉《きんにく》の管《くだ》を収縮《しゅうしゅく》させて，水《みず》や食《た》べ物《もの》を胃《い》のほうへと進《すす》ませます。たとえ逆立《さかだ》ちしていても，無重力空間《むじゅうりょくくうかん》であっても，飲《の》みこんだ飲食《いんしょく》物《ぶつ》は食道《しょくどう》を進《すす》み，胃《い》へと到達《とうたつ》します。食道《しょくどう》などの消化管《しょうかかん》が，筋肉《きんにく》を収縮《しゅうしゅく》させて内容物《ないようぶつ》を移動《いどう》させる動《うご》きを「蠕動《ぜんどう》」とよびます。

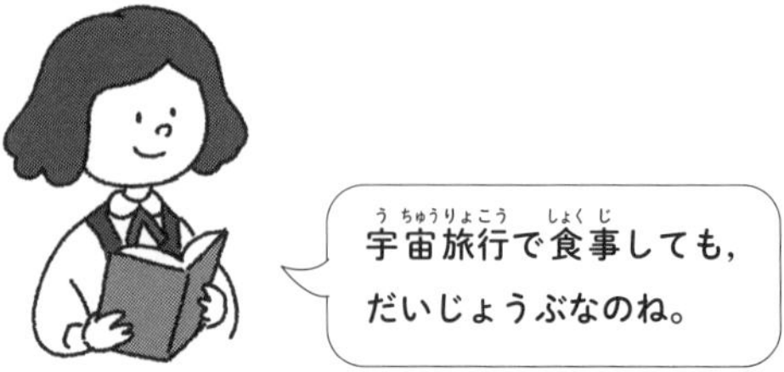
宇宙旅行《うちゅうりょこう》で食事《しょくじ》しても，だいじょうぶなのね。

5　強酸性《きょうさんせい》の胃酸《いさん》が，食《た》べ物《もの》を殺菌《さっきん》する

体内《たいない》の食《た》べ物《もの》は腐《くさ》らない

体内《たいない》の温度《おんど》は37℃前後《ぜんご》。室内《しつない》だったら，食《た》べ物《もの》が腐敗《ふはい》してしまいそうな温度《おんど》です。しかし私《わたし》たちの体内《たいない》で，飲《の》みこんだ食《た》べ物《もの》が腐《くさ》ることはありません。それは，胃《い》の中《なか》で食《た》べ物《もの》が殺菌《さっきん》されるからです。

胃《い》に送《おく》られた食《た》べ物《もの》は，ｐＨ《ピーエイチ》１～２という強《つよ》い酸性《さんせい》の液体《えきたい》である「胃液《いえき》」とまざることで殺菌《さっきん》されます。胃液《いえき》が強《つよ》い酸性《さんせい》なのは，塩酸《えんさん》を含《ふく》むからです。胃液《いえき》は胃《い》の内側《うちがわ》をおおう粘膜《ねんまく》でつくられ，1日《にち》に1.5～2リットルほどが分泌《ぶんぴつ》されます。その多《おお》くは，食後《しょくご》の数時間《すうじかん》に分泌《ぶんぴつ》されます。

伸縮《しんしゅく》する胃袋《いぶくろ》で食《た》べ物《もの》と胃液《いえき》をかきまぜる

胃《い》は，伸縮性《しんしゅくせい》のある筋肉《きんにく》の壁《かべ》からできた袋《ふくろ》です。空腹《くうふく》のときはしぼんで細長《ほそなが》く，食《た》べ物《もの》が入《はい》ってくるとのびて大《おお》きくなります。ふくらんだ胃《い》の容量《ようりょう》は，成人男性《せいじんだんせい》の場合《ばあい》1.4リットル程度《ていど》，成人《せいじん》女性《じょせい》は1.3リットル程度《ていど》といわれます。

胃《い》は筋肉《きんにく》の壁《かべ》を動《うご》かし，食《た》べ物《もの》と胃液《いえき》をかきまぜます。胃《い》の粘膜《ねんまく》はひだ状《じょう》になっているため，内容物《ないようぶつ》をすりつぶす効果《こうか》もあります。どろどろのかゆ状《じょう》になった内容物《ないようぶつ》は，蠕動《ぜんどう》で少《すこ》しずつ小腸《しょうちょう》へと送《おく》り出《だ》されます。

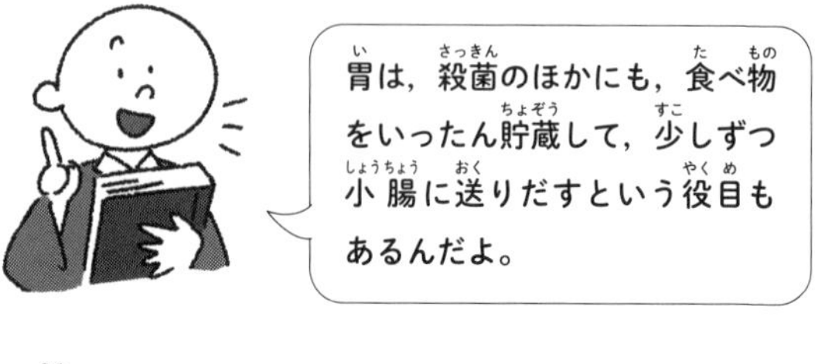
胃《い》は，殺菌《さっきん》のほかにも，食《た》べ物《もの》をいったん貯蔵《ちょぞう》して，少《すこ》しずつ小腸《しょうちょう》に送《おく》りだすという役目《やくめ》もあるんだよ。

5 胃《い》の中《なか》でかゆ状《じょう》になる

食《た》べ物《もの》は，胃粘膜《いねんまく》のひだですりつぶされ，胃液《いえき》と混《ま》じりあってドロドロのかゆ状《じょう》になります。胃《い》に食《た》べ物《もの》がとどまる時間《じかん》は，2～4時間《じかん》ほどです。

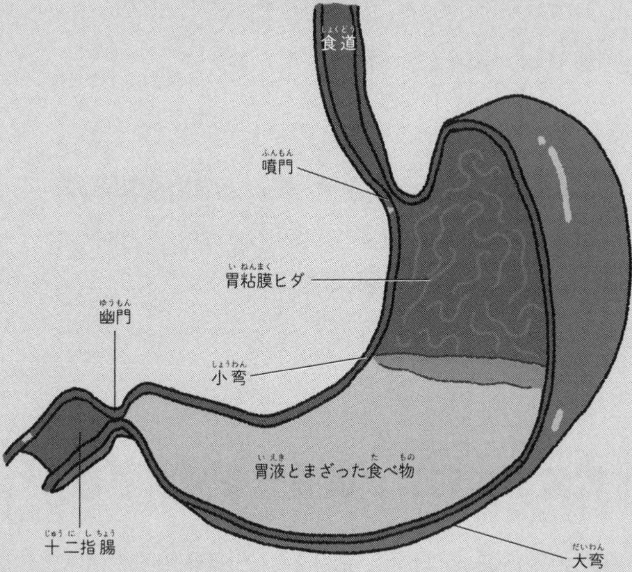

6 膵臓《すいぞう》は，なんでも分解《ぶんかい》する 消化器官《しょうかきかん》のエース

十二指腸《じゅうにしちょう》から本格的《ほんかくてき》な消化《しょうか》と吸収《きゅうしゅう》が開始《かいし》

食《た》べ物《もの》が胃《い》の次《つぎ》に進《すす》むのは「十二指腸《じゅうにしちょう》」です。十二指腸《じゅうにしちょう》は小腸《しょうちょう》の一部《いちぶ》で，胃《い》と空腸《くうちょう》の間《あいだ》にあり，外径《がいけい》4～6センチメートル，長《なが》さ25センチメートルほどの管《くだ》です。壁《かべ》の内側《うちがわ》には，たくさんのひだがあります。

胃液《いえき》を中和《ちゅうわ》し，栄養素《えいようそ》を分解《ぶんかい》する

十二指腸《じゅうにしちょう》には，「膵液《すいえき》」という消化液《しょうかえき》をつくる「膵臓《すいぞう》」がくっついています。

膵臓《すいぞう》は，幅《はば》5センチメートル前後《ぜんご》，長《なが》さ15センチメートル前後《ぜんご》の細長《ほそなが》い器官《きかん》です。膵臓《すいぞう》でつくられた膵液《すいえき》は，膵管《すいかん》という管《くだ》に集《あつ》められ，十二《じゅうに》

6 十二指腸《じゅうにしちょう》へ膵液《すいえき》が出《で》る

イラストは，十二指腸《じゅうにしちょう》の管《くだ》の一部分《いちぶぶん》を，見《み》やすくひらいた状態《じょうたい》でえがいたものです。十二指腸《じゅうにしちょう》の管《くだ》には，膵臓《すいぞう》からの管《くだ》を通《とお》して膵液《すいえき》が放出《ほうしゅつ》されます。膵液《すいえき》は小腸《しょうちょう》の粘膜《ねんまく》がつくる酵素《こうそ》と反応《はんのう》して，はじめて分解能力《ぶんかいのうりょく》をもちます。

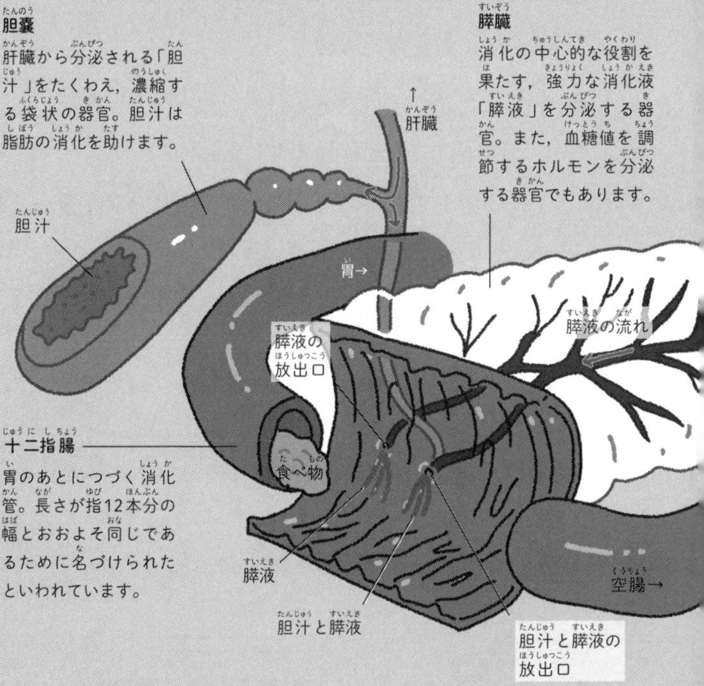
胆嚢《たんのう》
肝臓《かんぞう》から分泌《ぶんぴつ》される「胆《たん》汁《じゅう》」をたくわえ，濃縮《のうしゅく》する袋状《ふくろじょう》の器官《きかん》。胆汁《たんじゅう》は脂肪《しぼう》の消化《しょうか》を助《たす》けます。
胆汁《たんじゅう》
↑
肝臓《かんぞう》
膵臓《すいぞう》
消化《しょうか》の中心的《ちゅうしんてき》な役割《やくわり》を果《は》たす，強力《きょうりょく》な消化液《しょうかえき》「膵液《すいえき》」を分泌《ぶんぴつ》する器官《きかん》。また，血糖値《けっとうち》を調節《ちょうせつ》するホルモンを分泌《ぶんぴつ》する器官《きかん》でもあります。
胃《い》→
膵液《すいえき》の放出口《ほうしゅつこう》
膵液《すいえき》の流《なが》れ
十二指腸《じゅうにしちょう》
胃《い》のあとにつづく消化《しょうか》管《かん》。長《なが》さが指《ゆび》12本分《ほんぶん》の幅《はば》とおおよそ同《おな》じであるために名《な》づけられたといわれています。
食《た》べ物《もの》
膵液《すいえき》
空腸《くうちょう》→
胆汁《たんじゅう》と膵液《すいえき》
胆汁《たんじゅう》と膵液《すいえき》の放出口《ほうしゅつこう》

指腸内《しちょうない》に放出《ほうしゅつ》されます。

膵液《すいえき》の分泌量《ぶんぴつりょう》は，1日《にち》に1リットルほどです。弱《よわ》いアルカリ性《せい》で（pH《ピーエイチ》7.5～8），胃《い》から食《た》べ物《もの》といっしょに流《なが》れてくる強酸性《きょうさんせい》の胃液《いえき》を中和《ちゅうわ》します。また，複数《ふくすう》の消化酵素《しょうかこうそ》が含《ふく》まれており，三大栄養素《さんだいえいようそ》（炭水化物《たんすいかぶつ》，タンパク質《しつ》，脂質《ししつ》）をすべて分解《ぶんかい》することができます。

肝臓《かんぞう》でつくられ，胆嚢《たんのう》にたくわえられている胆汁《たんじゅう》も十二指腸《じゅうにしちょう》に放出《ほうしゅつ》されます。胆汁《たんじゅう》は，水にとけない成分《せいぶん》である脂質《ししつ》を細《こま》かい粒子《りゅうし》に分《わ》ける（乳化《にゅうか》する）ことで，脂質《ししつ》の消化酵素《しょうかこうそ》をはたらきやすくします。

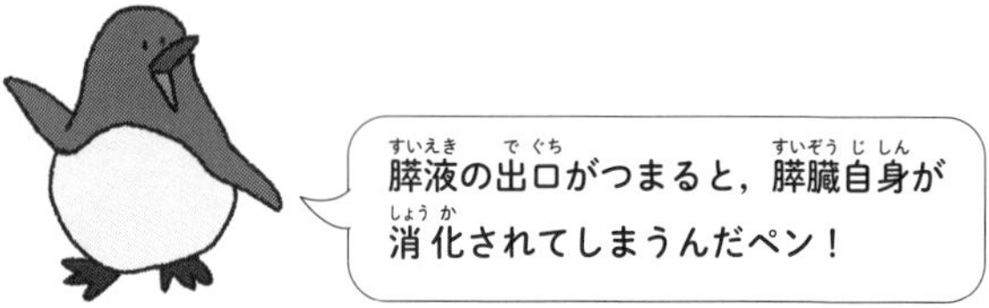
膵液《すいえき》の出口《でぐち》がつまると，膵臓自身《すいぞうじしん》が消化《しょうか》されてしまうんだペン！

7 小腸《しょうちょう》の長《なが》さは，6メートル以上《いじょう》

小腸《しょうちょう》は栄養《えいよう》と水分《すいぶん》を吸収《きゅうしゅう》する

小腸《しょうちょう》は，「十二指腸《じゅうにしちょう》」と「空腸《くうちょう》」，そして「回腸《かいちょう》」に分《わ》けることができます。人《ひと》の体《からだ》の中《なか》では小腸《しょうちょう》は2～3メートルほどにちぢんでいますが，筋肉《きんにく》がゆるむとその長《なが》さは6～7メートルにもなります。小腸《しょうちょう》の役割《やくわり》は，食《た》べ物《もの》の最終的《さいしゅうてき》な消化《しょうか》と，栄養分《えいようぶん》の吸収《きゅうしゅう》です。

小腸《しょうちょう》の表面《ひょうめん》で栄養《えいよう》を“最小単位《さいしょうたんい》”まで分解《ぶんかい》

外径《がいけい》4センチメートル程度《ていど》の小腸《しょうちょう》の内部《ないぶ》には，多《おお》くのひだがあり，粘膜《ねんまく》の表面《ひょうめん》を拡大《かくだい》すると，1ミリメートル程度《ていど》の突起《とっき》がびっしりとしきつめられています。この小《ちい》さな突起《とっき》は「絨毛《じゅうもう》」とよばれ，絨毛《じゅうもう》の表面《ひょうめん》を拡大《かくだい》すると「吸収《きゅうしゅう》上《じょう》皮《ひ》細胞《さいぼう》」という細胞《さいぼう》におおわれています。

実《じつ》はその吸収《きゅうしゅう》上《じょう》皮《ひ》細胞《さいぼう》の表面《ひょうめん》にも，「微《び》絨毛《じゅうもう》」とよばれる細《こま》かな毛《け》のような構造《こうぞう》があります。**この微《び》絨毛《じゅうもう》の表面《ひょうめん》の膜《まく》には消化《しょうか》酵素《こうそ》が組《く》みこまれており，膵液《すいえき》などで分解《ぶんかい》されてきた栄養素《えいようそ》が，最《さい》小単位《しょうたんい》にまで分解《ぶんかい》され，吸収《きゅうしゅう》されます。**

なお，栄養素《えいようそ》だけでなく，体《からだ》に吸収《きゅうしゅう》される水《すい》分《ぶん》の85％は小腸《しょうちょう》で吸収《きゅうしゅう》されます。飲食物《いんしょくぶつ》からとった水分《すいぶん》だけでなく，みずから分泌《ぶんぴつ》した消化液《しょうかえき》（だ液《えき》や胃液《いえき》，膵液《すいえき》，胆汁《たんじゅう》など）の水分《すいぶん》も，小腸《しょうちょう》で回収《かいしゅう》されます。

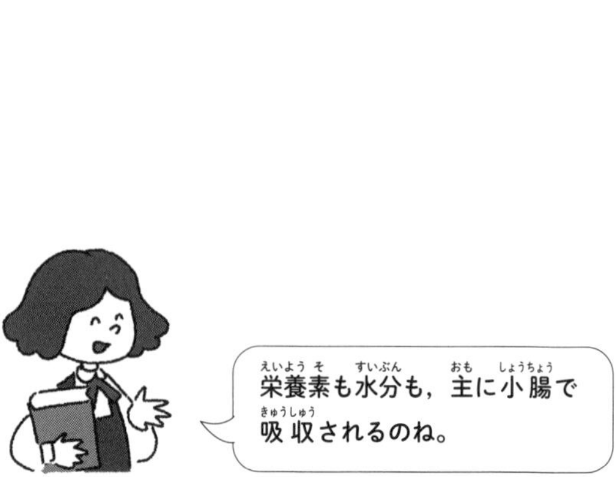
栄養素《えいようそ》も水分《すいぶん》も，主《おも》に小腸《しょうちょう》で吸収《きゅうしゅう》されるのね。

7 消化管《しょうかかん》の全長《ぜんちょう》は約《やく》9メートル

腹部《ふくぶ》に収納《しゅうのう》されている消化管《しょうかかん》は体外《たいがい》に出《だ》してのばすと，全長《ぜんちょう》は約《やく》9メートルになります。小腸《しょうちょう》の表面積《ひょうめんせき》はテニスのシングルコート1面分《めんぶん》。これは表面積《ひょうめんせき》を大《おお》きくすることで，栄養吸収《えいようきゅうしゅう》の効率《こうりつ》を高《たか》めるためです。

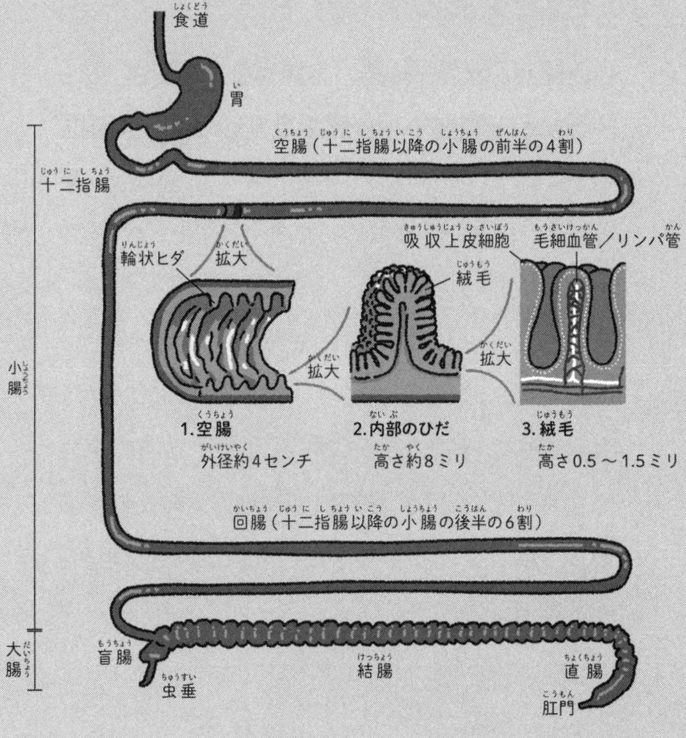

8 大腸《だいちょう》には，100兆《ちょう》もの細菌《さいきん》がすんでいる

大腸《だいちょう》の役割《やくわり》は，水分《すいぶん》を吸収《きゅうしゅう》すること

大腸《だいちょう》は，盲腸《もうちょう》，結腸《けっちょう》，直腸《ちょくちょう》からなる長《なが》さ1.6メートル程度《ていど》の管《くだ》で，小腸《しょうちょう》をとり囲《かこ》むように存在《そんざい》します。大腸《だいちょう》の最初《さいしょ》の領域《りょういき》である盲腸《もうちょう》には，長《なが》さ7センチメートル前後《ぜんご》の細長《ほそなが》い虫垂《ちゅうすい》がついています。

小腸《しょうちょう》を通過《つうか》して大腸《だいちょう》にやってきた食《た》べ物《もの》は，栄養分《えいようぶん》の90％近《ちか》くがすでに吸収《きゅうしゅう》されています。**大腸《だいちょう》の主《おも》な役割《やくわり》は，水分《すいぶん》を吸収《きゅうしゅう》して固形《こけい》の便《べん》をつくることと，腸内細菌《ちょうないさいきん》の助《たす》けを借《か》りて，小腸《しょうちょう》まででは消化《しょうか》・吸収《きゅうしゅう》できなかった成分《せいぶん》を分解《ぶんかい》し，吸収《きゅうしゅう》することです。**

8 固形《こけい》の便《べん》にかわるようす

大腸《だいちょう》にきた食《た》べ物《もの》は水分《すいぶん》を吸収《きゅうしゅう》され，液状《えきじょう》から固形《こけい》へと姿《すがた》を変《か》えます。それでも便《べん》の80％ほどは水分《すいぶん》で，消化《しょうか》されなかった食《た》べ物《もの》の残《のこ》りかす（食物繊維《しょくもつせんい》）が占《し》める割合《わりあい》は，便《べん》の7％です。

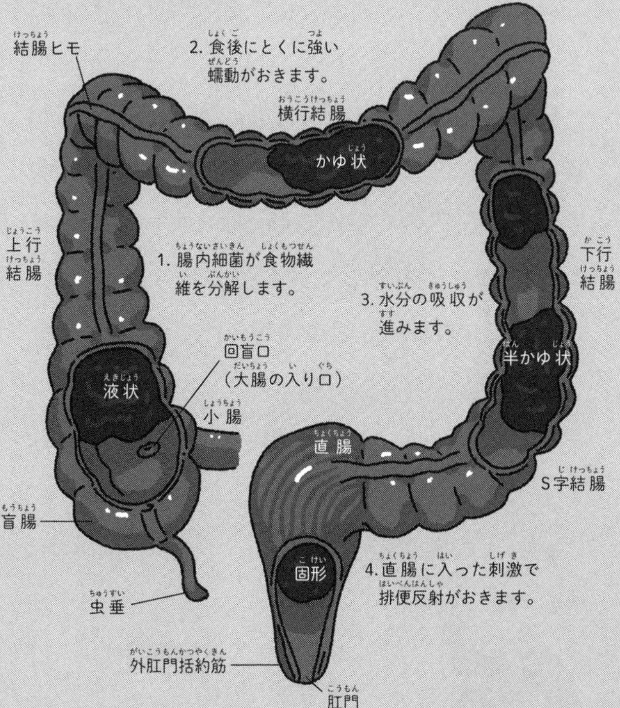

おならのにおいは腸内細菌《ちょうないさいきん》の活動成果《かつどうせいか》

大腸《だいちょう》には，大腸菌《だいちょうきん》や乳酸菌《にゅうさんきん》などの多《おお》くの細菌《さいきん》（腸内細菌《ちょうないさいきん》）がすみついています。成人《せいじん》の場合《ばあい》，腸内細菌《ちょうないさいきん》の種類《しゅるい》は1000種類以上《しゅるいいじょう》，数《かず》は100兆《ちょう》をこえるといわれ，重《おも》さにして約《やく》1.5キログラムにもなります。

腸内細菌《ちょうないさいきん》は，ヒトが消化《しょうか》できない成分《せいぶん》（食物繊《しょくもつせん》維《い》）の一部《いちぶ》を，ヒトが吸収《きゅうしゅう》できる成分《せいぶん》に分解《ぶんかい》してくれます。腸内細菌《ちょうないさいきん》の活動《かつどう》によって，硫化水素《りゅうかすいそ》などのにおいのある気体《きたい》が生《しょう》じます。これは，おならのにおいの原因物質《げんいんぶっしつ》です。

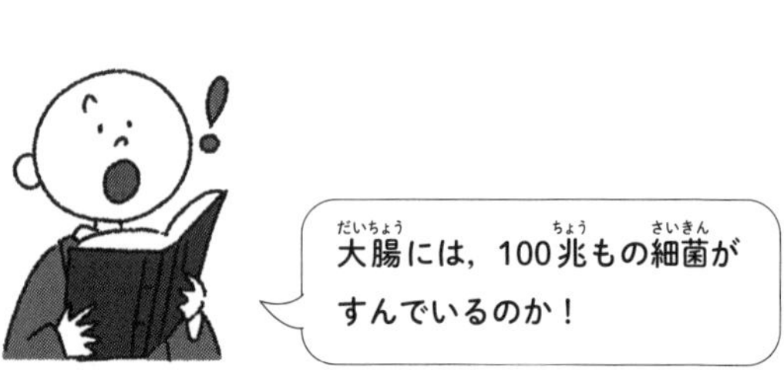
大腸《だいちょう》には，100兆《ちょう》もの細菌《さいきん》がすんでいるのか！

9 肝臓《かんぞう》は，500種類《しゅるい》以上《いじょう》の物質《ぶっしつ》をつくる化学工場《かがくこうじょう》

消化管《しょうかかん》と心臓《しんぞう》から，大量《たいりょう》の栄養分《えいようぶん》と血液《けつえき》が流《なが》れこむ

肝臓《かんぞう》は，成人《せいじん》で重《おも》さ約《やく》1.2キログラムにもなる巨大《きょだい》な臓器《ぞうき》です。小腸《しょうちょう》から吸収《きゅうしゅう》された糖《とう》やアミノ酸《さん》は，血流《けつりゅう》に乗《の》って肝臓《かんぞう》に運《はこ》ばれます。

通常《つうじょう》，各器官《かくきかん》に酸素《さんそ》を運《はこ》んだ血液《けつえき》は，静脈《じょうみゃく》から心臓《しんぞう》に戻《もど》ります。しかし胃《い》や小腸《しょうちょう》，大腸《だいちょう》などの消化管《しょうかかん》を経由《けいゆ》した血液《けつえき》は，消化管《しょうかかん》から吸収《きゅうしゅう》された栄養分《えいようぶん》を肝臓《かんぞう》に運《はこ》ぶために，「門脈《もんみゃく》」という血管《けっかん》を通《とお》って，肝臓《かんぞう》を経由《けいゆ》して心臓《しんぞう》にもどるようになっています。

肝臓《かんぞう》には，この門脈《もんみゃく》からの血液《けつえき》と心臓《しんぞう》からの血液《けつえき》が流《なが》れこんでおり，1分間《ぷんかん》の流入量《りゅうにゅうりょう》はあわせて約《やく》1.4リットルにもなります。

栄養分《えいようぶん》は，肝臓《かんぞう》に貯蔵《ちょぞう》される

肝臓《かんぞう》に集《あつ》められた栄養分《えいようぶん》は，貯蔵《ちょぞう》しやすい形《かたち》に変換《へんかん》されて肝臓《かんぞう》にたくわえられます。

肝臓《かんぞう》は，タンパク質《しつ》や脂肪《しぼう》から糖《とう》を合成《ごうせい》したり，タンパク質《しつ》や糖《とう》から脂肪《しぼう》を合成《ごうせい》したりもでき，体中《からだぢゅう》の細胞《さいぼう》の注文《ちゅうもん》に応《おう》じて，必要《ひつよう》な成分《せいぶん》を必要《ひつよう》なだけ血液《けつえき》に乗《の》せて送《おく》りだします。肝臓《かんぞう》で化《か》学反応《がくはんのう》によってつくりだされる物質《ぶっしつ》は，500種類《しゅるい》以上《いじょう》です。

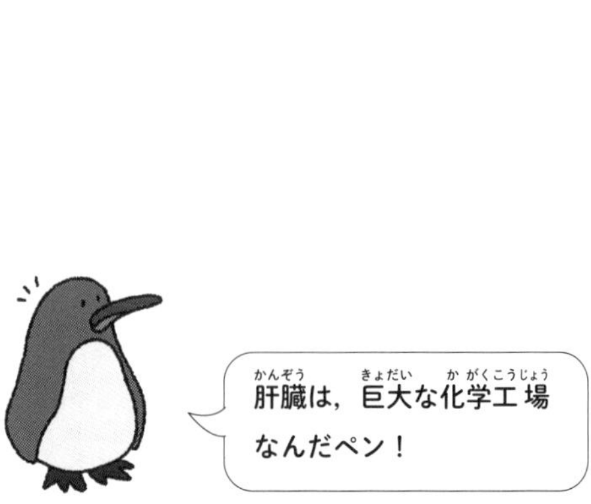
肝臓《かんぞう》は，巨大《きょだい》な化《か》学工場《がくこうじょう》
なんだペン！

9 肝臓《かんぞう》に出入《ではい》りする三《みっ》つの血管《けっかん》

肝臓《かんぞう》には,「肝静脈《かんじょうみゃく》」「固有肝動脈《こゆうかんどうみゃく》」「門脈《もんみゃく》」の三《みっ》つの血管《けっかん》が出入《ではい》りしています。さらに,肝臓《かんぞう》で合成《ごうせい》した胆汁《たんじゅう》を運《はこ》びだす総肝管《そうかんかん》も出ていきます。イラストは,管《くだ》の太《ふと》い部分《ぶぶん》だけをえがいています。

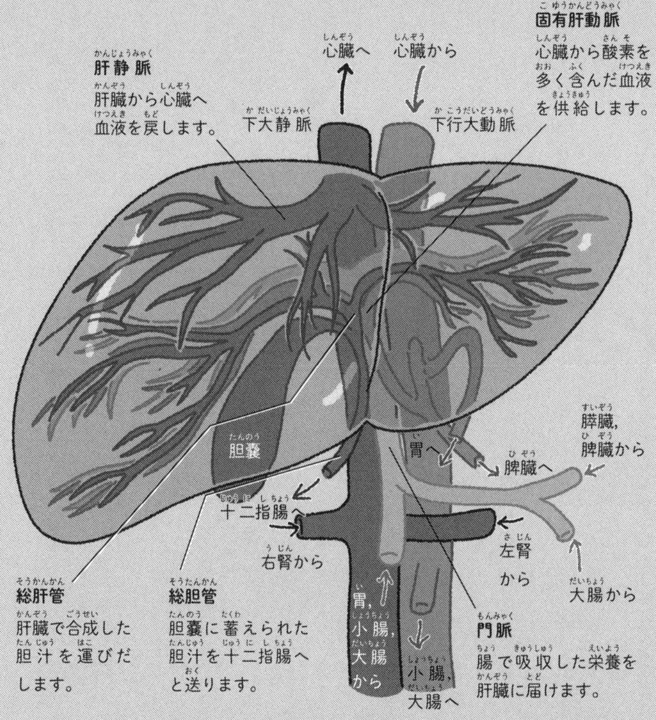

生海苔《なまのり》は消化《しょうか》できない!?

日本人《にほんじん》にとって，海苔《のり》はなじみ深《ふか》い食《た》べ物《もの》です。ところが北米人《ほくべいじん》は，海苔《のり》が消化《しょうか》できないそうです。

2010年《ねん》に発表《はっぴょう》された論文《ろんぶん》によると，海苔《のり》の食物《しょくもつ》繊維《せんい》を消化《しょうか》する腸内細菌《ちょうないさいきん》が，一部《いちぶ》の日本人《にほんじん》からみつかり，北米人《ほくべいじん》からはまったくみつかりませんでした。日本人《にほんじん》は，生海苔《なまのり》や海藻《かいそう》を長《なが》く食《た》べつづけてきたため，分解酵素《ぶんかいこうそ》をもつ細菌《さいきん》が腸内《ちょうない》にすみついているのだと推測《すいそく》されています。日本人《にほんじん》が海苔《のり》を消《しょう》化《か》できるのは，この細菌《さいきん》のはたらきによるものだといいます。同《おな》じ人間《にんげん》でも，食文化《しょくぶんか》によって，腸内《ちょうない》の細菌《さいきん》の種類《しゅるい》は変化《へんか》していくと考《かんが》えられているのです。

ちなみに，焼海苔《やきのり》であれば，この腸内細菌《ちょうないさいきん》がなくても消化《しょうか》できるのだそうです。なお，2010年《ねん》の論文《ろんぶん》以降《いこう》，同様《どうよう》の研究《けんきゅう》は発表《はっぴょう》されていません。北《ほく》米《べい》以外《いがい》の諸外国《しょがいこく》に住《す》む人《ひと》にこの細菌《さいきん》があるのか，日《に》本人《ほんじん》の何割《なんわり》がもっているのかなど，くわしいことはわかっていません。

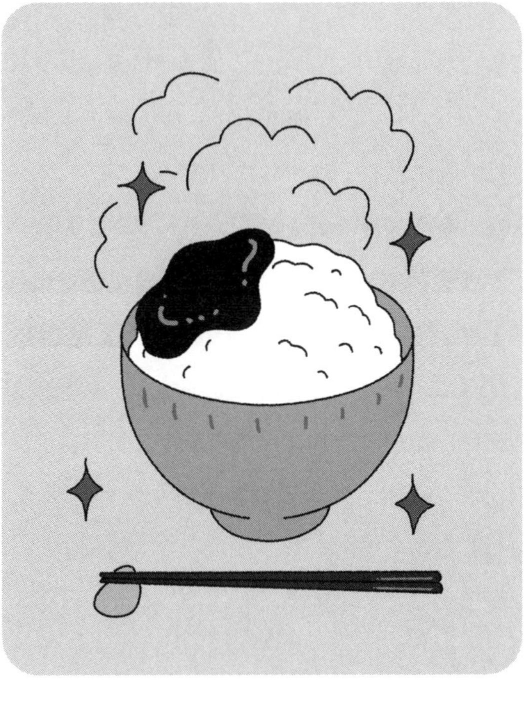

10 腎臓《じんぞう》は，1日《にち》に牛乳《ぎゅうにゅう》パック1700本分《ぼんぶん》の血液《けつえき》をろ過《か》する

体内《たいない》の水分量《すいぶんりょう》と組成《そせい》を調節《ちょうせつ》し，一定《いってい》に保《たも》つ役目《やくめ》

腎臓《じんぞう》は，にぎりこぶし大《だい》（高《たか》さ約《やく》10センチメートル）のソラマメの形《かたち》をしていて，腰《こし》の上《うえ》あたりの背中側《せなかがわ》に左右一《さゆうひと》つずつあります。

体内《たいない》にある水分《すいぶん》の量《りょう》と組成《そせい》（ナトリウムの量《りょう》やpH《ピーエイチ》のバランスなど）を調節《ちょうせつ》し，つねに一定《いってい》に保《たも》つことが，腎臓《じんぞう》に課《か》せられた重要《じゅうよう》な役割《やくわり》です。そのために，腎臓《じんぞう》には毎分《まいふん》およそ1.2リットルもの血液《けつえき》が心臓《しんぞう》から流《なが》れこんできます。腎臓《じんぞう》は，大《たい》量《りょう》の血液《けつえき》をろ過《か》して老廃物《ろうはいぶつ》や余計《よけい》な水分《すいぶん》を集《あつ》め，尿《にょう》をつくるのです。

10 大量《たいりょう》の血液《けつえき》をろ過《か》する腎臓《じんぞう》

イラストは，背中側《せなかがわ》から見《み》た腎臓《じんぞう》です。左側《ひだりがわ》の腎臓《じんぞう》は外観《がいかん》を，右側《みぎがわ》の腎臓《じんぞう》は断面《だんめん》をえがいています。心臓《しんぞう》から送《おく》られてきた血液《けつえき》は腎臓《じんぞう》の中《なか》を通《とお》り，腎小体《じんしょうたい》でろ過《か》され，尿管《にょうかん》から膀胱《ぼうこう》へと向《む》かいます。

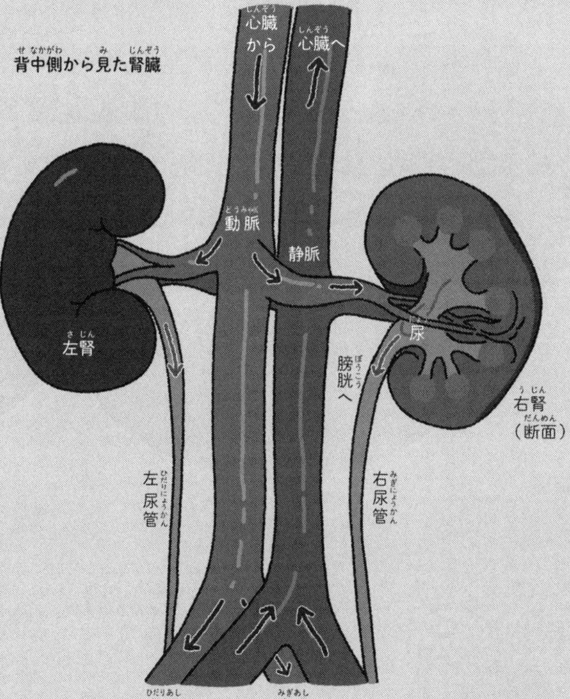

約《やく》200万個《まんこ》の「ろ過《か》フィルター」

腎臓《じんぞう》の中《なか》で血液《けつえき》のろ過《か》を行《おこな》う，いわゆる「ろ過《か》フィルター」の役目《やくめ》をになっているのは，「腎小《じんしょう》体《たい》」とよばれる直径《ちょっけい》0.2ミリメートルほどの小《ちい》さな組織《そしき》です。左右《さゆう》の腎臓《じんぞう》で，合計約《ごうけいやく》200万個《まんこ》の腎小体《じんしょうたい》があります。

腎小体《じんしょうたい》では，1日《にち》に約《やく》1700リットルもの血液《けつえき》がろ過《か》されて，そのうち約《やく》170リットルが「原《げん》尿《にょう》」という尿《にょう》の原料《げんりょう》になります。原尿《げんにょう》から水分《すいぶん》や各種成分《かくしゅせいぶん》を再吸収《さいきゅうしゅう》して，濃縮《のうしゅく》した尿《にょう》がつくられます。最終的《さいしゅうてき》に尿《にょう》として排出《はいしゅつ》されるのは，ろ過《か》した血液《けつえき》のわずか0.1％弱《じゃく》（1.5リットル）です。

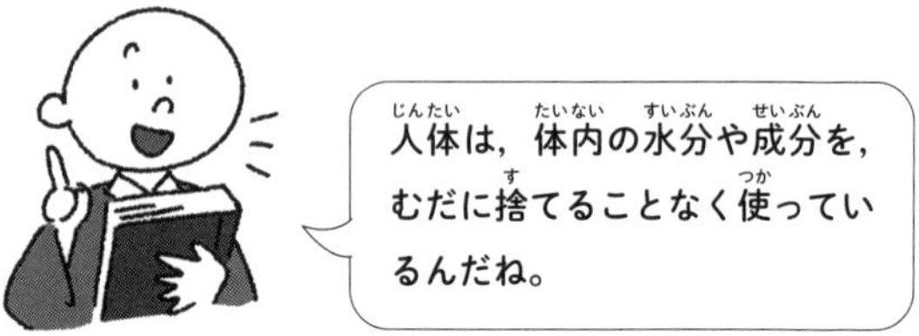
人体《じんたい》は，体内《たいない》の水分《すいぶん》や成分《せいぶん》を，むだに捨《す》てることなく使《つか》っているんだね。

11 膀胱《ぼうこう》は，最大約《さいだいやく》700ミリリットルの尿《にょう》をためられる

腎臓《じんぞう》でつくられた尿《にょう》をためておく

膀胱《ぼうこう》は下腹部《かふくぶ》にある，のびちぢみする袋状《ふくろじょう》の器官《きかん》です。腎臓《じんぞう》でつくられた尿《にょう》はここにためられます。

成人男性《せいじんだんせい》の場合《ばあい》，からの状態《じょうたい》では，高《たか》さ3～4センチメートル程度《ていど》，尿《にょう》がいっぱいにたまると直径《ちょっけい》10センチメートル程度《ていど》の球形《きゅうけい》にふくらみます。容積《ようせき》は，約《やく》500ミリリットルです。

一方女性《いっぽうじょせい》は，膀胱《ぼうこう》のすぐ上《うえ》の空間《くうかん》に子宮《しきゅう》があるため，男性《だんせい》よりも容積《ようせき》がひとまわり小《ちい》さい400ミリリットル程度《ていど》です。

11 貯水量《ちょすいりょう》センサーつきの貯蔵袋《ちょぞうぶくろ》

膀胱《ぼうこう》に尿《にょう》がたまってくると，袋《ふくろ》がのびて膀胱《ぼうこう》の壁《かべ》が薄《うす》くなります。膀胱《ぼうこう》の壁《かべ》の筋肉《きんにく》は，尿《にょう》がどのくらい溜《た》まったかを知《し》らせるセンサーの役割《やくわり》をします。

からの膀胱《ぼうこう》（女性《じょせい》）

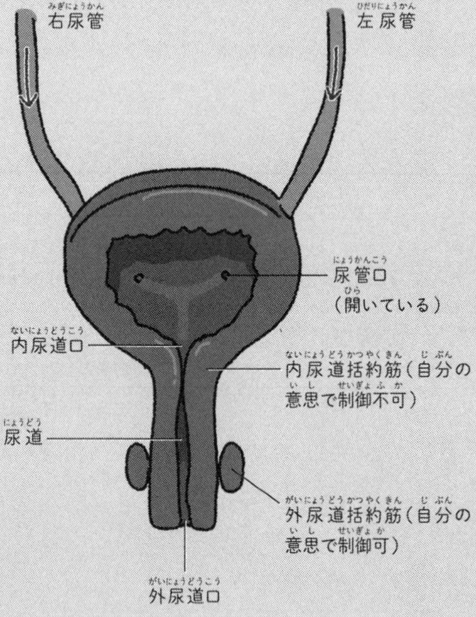

尿《にょう》が500ミリリットルほど
たまった膀胱《ぼうこう》（女性《じょせい》）

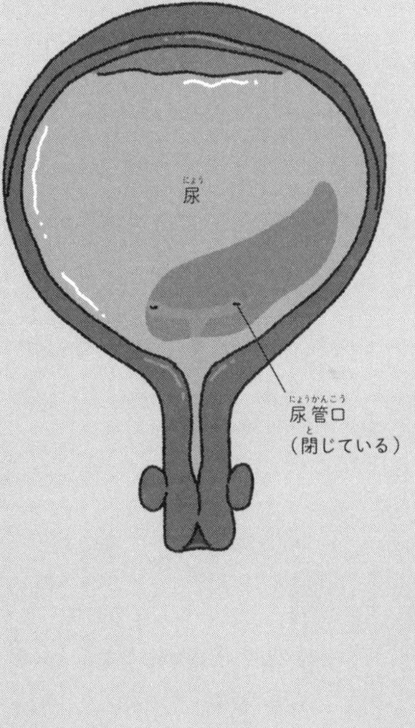

膀胱《ぼうこう》の壁《かべ》は5分《ぶん》の1にまで薄《うす》くなる

人《ひと》は，一般《いっぱん》に200～300ミリリットルほど尿《にょう》がたまると，尿意《にょうい》を感《かん》じます。尿意《にょうい》を感《かん》じるセンサーは，膀胱《ぼうこう》の壁《かべ》の筋肉《きんにく》にあります。膀胱《ぼうこう》の壁《かべ》の厚《あつ》みは，からのときには10～15ミリメートル程度《ていど》です。ところが尿《にょう》がいっぱいに入《はい》ると，袋《ふくろ》がのびてわずか3ミリメートルほどにまで薄《うす》くなります。**脳《のう》は膀胱《ぼうこう》の壁《かべ》の引《ひ》きのばされぐあいを感《かん》じて，どれくらい尿《にょう》がたまっているかを知《し》ることができます。**

成人男性《せいじんだんせい》の場合《ばあい》，限界《げんかい》までがまんすれば，700ミリリットル程度《ていど》は尿《にょう》をためられるといいます。ただし膀胱《ぼうこう》の壁《かべ》が過度《かど》にのびているため，痛《いた》みを感《かん》じるようになるそうです。

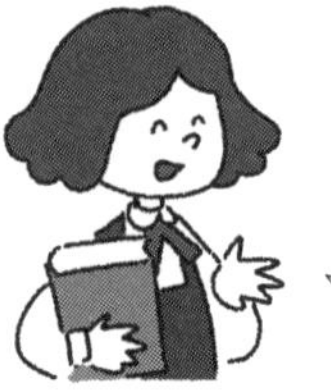

子《こ》どもがおねしょをしてしまうのは，尿意《にょうい》を感《かん》じる能力《のうりょく》が低《ひく》く，寝《ね》る前《まえ》にたまった尿《にょう》を排出《はいしゅつ》できていないことなどが原因《げんいん》だそうよ。

memo

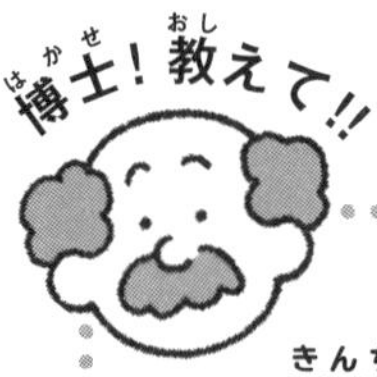

緊張《きんちょう》とおしっこの関係《かんけい》

これから学会《がっかい》の発表《はっぴょう》なんじゃ。緊張《きんちょう》で，またおしっこに行《い》きたくなってきた。

博士，緊張《きんちょう》するとおしっこをしたくなるのは，なんでなんですか？

緊張《きんちょう》すると神経《しんけい》が過敏《かびん》になって，少《すこ》しおしっこがたまっただけでも，すぐにおしっこをしたいと感《かん》じてしまうらしい。まったく，困《こま》ったもんじゃよ。

さっきから水《みず》ばかり飲《の》んでいるせいかと思《おも》いました。

うむ。緊張《きんちょう》で，のどがカラカラなんじゃ。

緊張《きんちょう》すると，のどもかわくんですか？

のどがかわくのは，緊張《きんちょう》によって自律神経《じりつしんけい》の「交感神経《こうかんしんけい》」が刺激《しげき》されるからなんじゃが……。すまん，そろそろトイレに行《い》ってもいいかね。

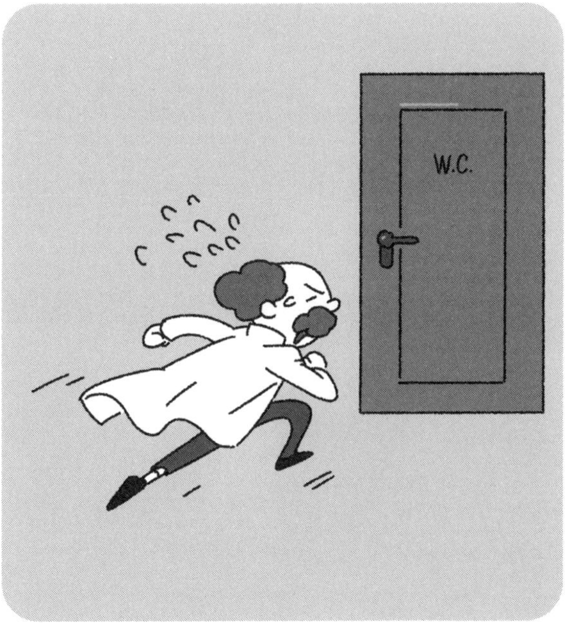

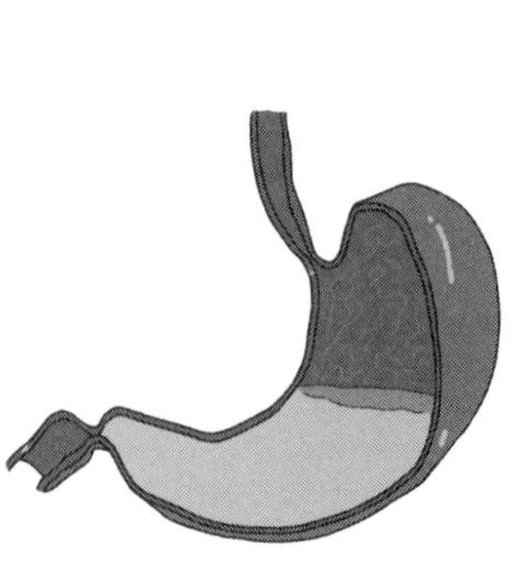

第《だい》2章《しょう》

全身《ぜんしん》に酸素《さんそ》を届《とど》ける肺《はい》と心臓《しんぞう》

肺《はい》は血液《けつえき》に酸素《さんそ》を補充《ほじゅう》し，心臓《しんぞう》はその血《けつ》液《えき》を全身《ぜんしん》へと送《おく》りだします。生命維持《せいめいいじ》の最《さい》重要《じゅうよう》器官《きかん》といっても過言《かごん》ではない，肺《はい》と心臓《しんぞう》の構造《こうぞう》や役割《やくわり》にせまります。

1 肺《はい》は，4〜5リットルの空気《くうき》をためこめる

肺《はい》は，風船《ふうせん》のようにのびちぢみする

肺《はい》は，空気《くうき》の出入《ではい》りによってのびちぢみする，風船《ふうせん》のような器官《きかん》です。

両側《りょうがわ》の肺《はい》に入《はい》る空気《くうき》の量《りょう》（全肺気量《ぜんはいきりょう》）は，成人《せいじん》男性《だんせい》で4〜5リットルといわれます。最大限《さいだいげん》に空《くう》気《き》を吸《す》いこんで，吐《は》きだしたときの空気《くうき》の量《りょう》（肺《はい》活量《かつりょう》）は，3〜4リットルです。つまり空気《くうき》をせいいっぱい吐《は》きだしても，肺《はい》の中《なか》には1リットル程度《ていど》の空気《くうき》が残《のこ》っていることになります。

安静時《あんせいじ》は腹式呼吸《ふくしきこきゅう》，運動時《うんどうじ》は胸式呼吸《きょうしきこきゅう》

肺《はい》がおさまる胸《むね》の空間《くうかん》を，「胸腔《きょうくう》」といいます。人《ひと》は息《いき》を吸《す》うとき，胸腔《きょうくう》を広《ひろ》げることで，肺《はい》の

中《なか》に空気《くうき》を吸《す》いこみます。空気《くうき》は気管《きかん》を通《とお》って肺《はい》の中《なか》に流《なが》れこみ，肺《はい》が広《ひろ》がります。息《いき》を吐《は》くときは，のびた肺《はい》がもとの大《おお》きさにちぢむことで，空《くう》気《き》が肺《はい》から押《お》しだされます。

胸腔《きょうくう》の大《おお》きさをかえるときに活躍《かつやく》するのは，肋骨《ろっこつ》を動《うご》かす筋肉《きんにく》（肋間筋《ろっかんきん》）と横隔膜《おうかくまく》です。横隔《おうかく》膜《まく》は，胸部《きょうぶ》と腹部《ふくぶ》をへだてているドーム状《じょう》の筋《きん》肉《にく》の膜《まく》のことです。

肋骨《ろっこつ》（胸《むね》）の上下動《じょうげどう》を使《つか》う呼吸《こきゅう》を「胸式呼吸《きょうしきこきゅう》」，横隔膜《おうかくまく》の上下動《じょうげどう》を使《つか》う呼吸《こきゅう》を「腹式呼吸《ふくしきこきゅう》」とよびます。安静時《あんせいじ》の呼吸《こきゅう》では，腹式呼吸《ふくしきこきゅう》が中心《ちゅうしん》です。一方《いっぽう》，運動《うんどう》のときなどたくさんの空気《くうき》が必要《ひつよう》なときは，積極的《せっきょくてき》に胸《むね》の上下動《じょうげどう》（胸式呼吸《きょうしきこきゅう》）を使《つか》うようになります。

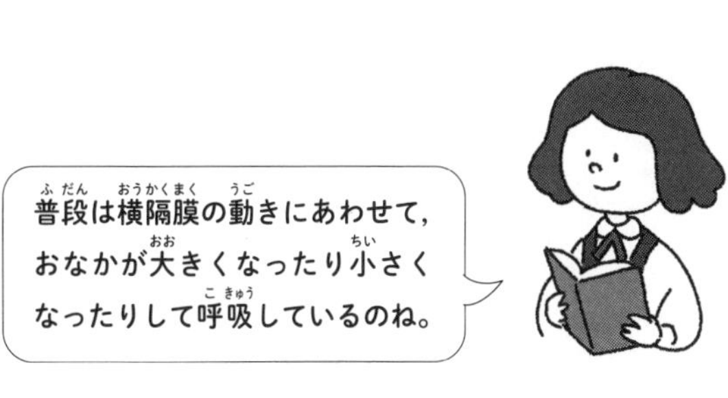
普段《ふだん》は横隔膜《おうかくまく》の動《うご》きにあわせて，
おなかが大《おお》きくなったり小《ちい》さく
なったりして呼吸《こきゅう》しているのね。

1 呼吸《こきゅう》のときの動《うご》き

息《いき》を吸《す》うときは，肋骨《ろっこつ》を動《うご》かす筋肉《きんにく》がちぢんで肋骨《ろっこつ》が引《ひ》き上《あ》げられ，胸《むね》（胸腔《きょうくう》）が前上方《ぜんじょうほう》に広《ひろ》がります。同時《どうじ》に肺《はい》の下《した》にある横隔膜《おうかくまく》がちぢみ，横隔膜全体《おうかくまくぜんたい》が低《ひく》くなります。息《いき》を吐《は》くときは，のびていた肺《はい》がちぢもうとする力《ちから》によって，空気《くうき》が肺《はい》から押《お》しだされ，横隔膜《おうかくまく》も上《あ》がります。

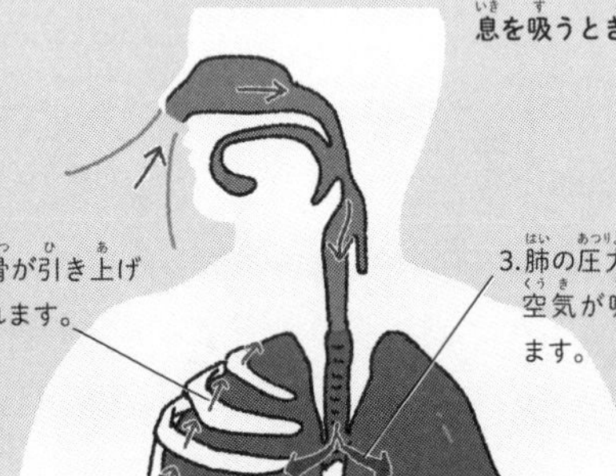

息《いき》を吸《す》うとき
1.肋骨《ろっこつ》が引《ひ》き上《あ》げられます。
3.肺《はい》の圧力《あつりょく》が下《さ》がり，空気《くうき》が吸《す》いこまれます。
2.横隔膜《おうかくまく》が下《さ》がります。

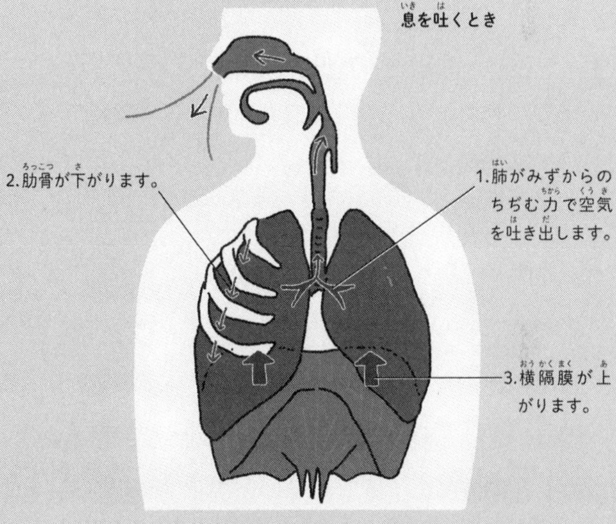
息《いき》を吐《は》くとき
2.肋骨《ろっこつ》が下《さ》がります。
1.肺《はい》がみずからのちぢむ力《ちから》で空気《くうき》を吐《は》き出《だ》します。
3.横隔膜《おうかくまく》が上《あ》がります。

2 肺《はい》の中《なか》には，2億《おく》個《こ》以上《いじょう》の小部屋《こべや》がある

肺胞《はいほう》は，空気《くうき》が入《はい》ると風船《ふうせん》のようにふくらむ

鼻《はな》や口《くち》から吸《す》いこまれた空気《くうき》は，「気管《きかん》」を通《とお》って肺《はい》に入《はい》ります。気管《きかん》は，管《くだ》がつぶれて空気《くうき》の通《とお》り道《みち》がせまくなってしまわないよう，周囲《しゅうい》が軟骨《なんこつ》で補強《ほきょう》されています。

気管《きかん》は，肺《はい》に入《はい》る直前《ちょくぜん》で二《ふた》つに枝分《えだわ》かれします。肺《はい》に入《はい》ったあとも分岐《ぶんき》をくりかえし，その枝《えだ》は肺《はい》のすみずみまで広《ひろ》がります。

分岐《ぶんき》した気管支《きかんし》の末端《まったん》には，たくさんの実《み》がついた，ぶどうの房《ふさ》のような構造《こうぞう》がついています。このぶどうの房《ふさ》のような構造《こうぞう》の，実《み》にあたる部分《ぶぶん》は，「肺胞《はいほう》」とよばれるものです。肺胞《はいほう》は中《なか》が空《くう》洞《どう》になっており，空気《くうき》が入《はい》ると風船《ふうせん》のようにふくらみます。

2 肺《はい》には肺胞《はいほう》がつまっている

肺《はい》の中《なか》は，枝分《えだわ》かれした気管支《きかんし》がすみずみまで広《ひろ》がっており，枝《えだ》の末端《まったん》にはたくさんの肺胞《はいほう》がついています。肺胞《はいほう》では，酸素《さんそ》と二酸化炭素《にさんかたんそ》のガス交換《こうかん》がおこなわれます。

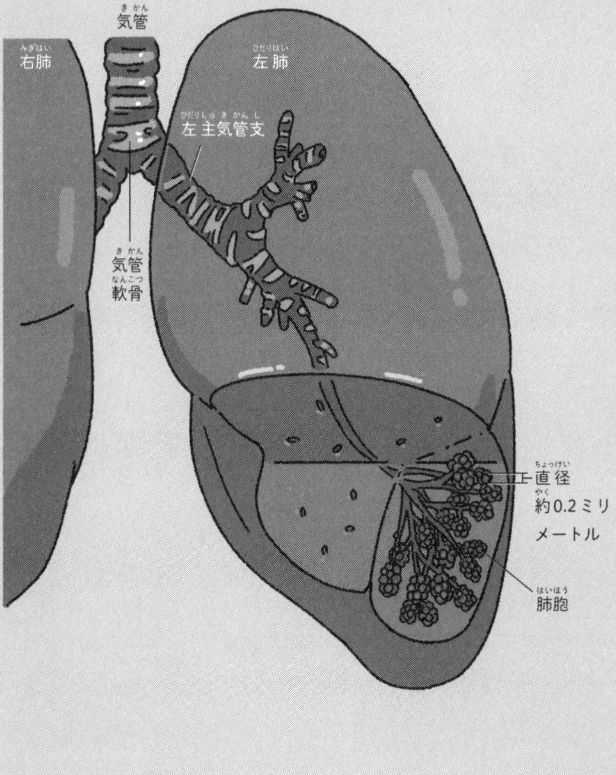

肺胞《はいほう》では，「ガス交換《こうかん》」がおこなわれる

肺《はい》の約《やく》85％は肺胞《はいほう》で埋《う》めつくされていて，両《りょう》肺《はい》を合《あ》わせて2～7億個《おくこ》の肺胞《はいほう》があるとされます。

肺胞《はいほう》では「ガス交換《こうかん》」がおこなわれます。**大量《たいりょう》の肺胞《はいほう》は，空気《くうき》と毛細血管《もうさいけっかん》がふれ合《あ》う表面積《ひょうめんせき》をふやして，酸素《さんそ》と二酸化炭素《にさんかたんそ》のガス交換《こうかん》の効率《こうりつ》を高《たか》める効果《こうか》があります。**

肺胞《はいほう》の表面積《ひょうめんせき》は，両肺合《りょうはいあ》わせて70～80平方《へいほう》メートル（テニスコートのおよそ4分《ぶん》の1面《めん》）になるといわれています。

空気中《くうきちゅう》の酸素《さんそ》は，肺胞《はいほう》の壁《かべ》と毛細血《もうさいけっ》管《かん》の壁《かべ》を通《とお》り抜《ぬ》けて血液中《けつえきちゅう》に入《はい》ります。反対《はんたい》に血液中《けつえきちゅう》の二酸化炭素《にさんかたんそ》は，毛細血管《もうさいけっかん》の壁《かべ》と肺胞《はいほう》の壁《かべ》を通《とお》り抜《ぬ》けて，空気中《くうきちゅう》へ出《で》ます。

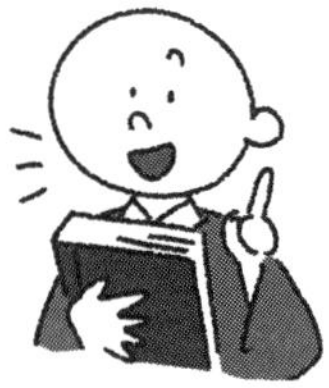

memo

鼻《はな》はいつも片方《かたほう》つまっている？

だれでも一度《いちど》は，風邪《かぜ》をひいたり花粉症《かふんしょう》の症状《しょうじょう》があらわれたりして，鼻《はな》がつまったことがあるのではないでしょうか。鼻《はな》がつまるのは，鼻《はな》の奥《おく》にある粘膜《ねんまく》にウイルスや花粉《かふん》などの異物《いぶつ》が付着《ふちゃく》し，粘膜《ねんまく》がはれて空気《くうき》の通《とお》りが悪《わる》くなるからです。

しかし，なんでもないときでも鼻《はな》は片方《かたほう》ずつとじた状態《じょうたい》になることがあります。これを「ネーザルサイクル（交代性鼻閉《こうたいせいびへい》または鼻《はな》サイクル）」といいます。ネーザルサイクルとは，鼻《はな》の空気《くうき》が通《とお》る場所《ばしょ》を片方《かたほう》ずつ，周期的《しゅうきてき》に開《あ》け閉《し》めするサイクルのことです。このサイクルの長《なが》さは，人《ひと》や年齢《ねんれい》によってかわります。あまり意識《いしき》することはありませんが，空《くう》気《き》の通《とお》りやすさが左右《さゆう》の鼻《はな》でかわるのは，多《おお》くの人《ひと》に普段《ふだん》からおきている現象《げんしょう》なのです。

鼻《はな》を交互《こうご》に閉《と》じる目的《もくてき》は，諸説《しょせつ》あります。片方《かたほう》ずつ鼻《はな》の穴《あな》を休《やす》ませるためとか，においの原因物質《げんいんぶっしつ》に反応《はんのう》しやすいよう，片方《かたほう》ずつリセットしているためなどと考《かんが》えられています。

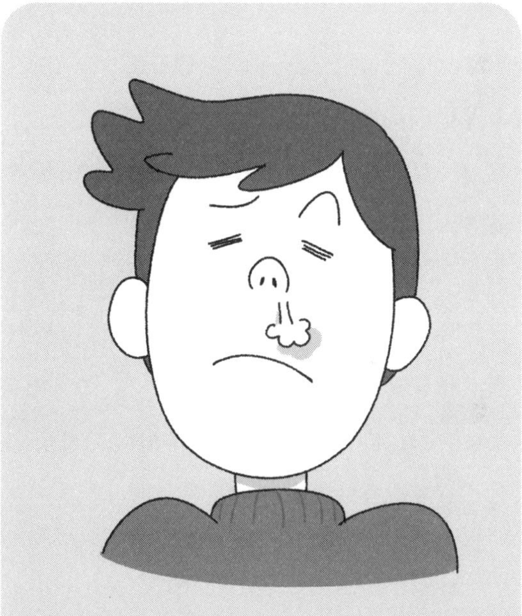

3 心臓《しんぞう》は，1分間《ぷんかん》に5リットルの血液《けつえき》を送《おく》りだす

心臓《しんぞう》を出《で》た血液《けつえき》は1分間《ぷんかん》で全身《ぜんしん》をひとめぐりする

心臓《しんぞう》は，体内《たいない》に血液《けつえき》を循環《じゅんかん》させるポンプです。心臓《しんぞう》の厚《あつ》い筋肉《きんにく》の壁《かべ》が規則《きそく》正《ただ》しくちぢむことで，心臓《しんぞう》は，一定《いってい》のリズムで血液《けつえき》を次々《つぎつぎ》と押《お》しだしていきます。

1分間《ぷんかん》に心臓《しんぞう》が送《おく》りだす血液《けつえき》の量《りょう》（心拍出量《しんはくしゅつりょう》）は，安静時《あんせいじ》では約《やく》5リットルです。これは全身《ぜんしん》の血液量《けつえきりょう》（約《やく》5リットル）に相当《そうとう》します。つまり，心臓《しんぞう》から全身《ぜんしん》に向《む》かった血液《けつえき》は，1分間《ぷんかん》でまた心《しん》臓《ぞう》にもどってくるのです。

3 心臓《しんぞう》の血液《けつえき》の流《なが》れ

心臓《しんぞう》の中《なか》の血液《けつえき》は，次《つぎ》の二《ふた》つの流路《りゅうろ》を通《とお》ります。①全身《ぜんしん》からもどってきた血液《けつえき》→右心房《うしんぼう》→右心室《うしんしつ》→肺《はい》，の経路《けいろ》（肺循環《はいじゅんかん》）。②肺《はい》からきた血液《けつえき》→左心房《さしんぼう》→左心室《さしんしつ》→全身《ぜんしん》，の経路《けいろ》（体循環《たいじゅんかん》）です。

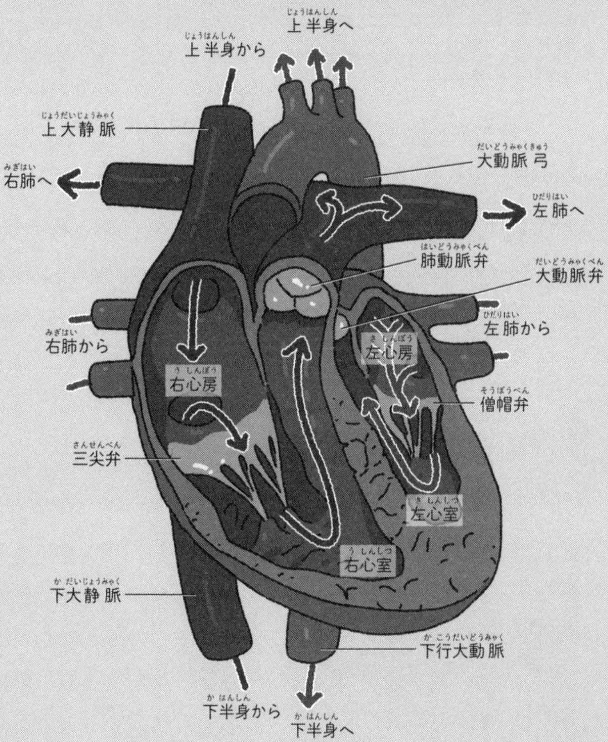

心臓《しんぞう》の中《なか》には2系統《けいとう》のポンプがある

心臓《しんぞう》の中《なか》は，四《よっ》つの部屋《へや》に分《わ》かれています。**血《けつ》液《えき》の流路《りゅうろ》は，右側《みぎがわ》の右心房《うしんぼう》と右心室《うしんしつ》を通《とお》る流路《りゅうろ》と，左側《ひだりがわ》の左心房《さしんぼう》と左心室《さしんしつ》を通《とお》る流路《りゅうろ》に分《わ》かれています（71ページのイラスト）。心臓《しんぞう》の中《なか》には2系統《けいとう》のポンプがあります。**

右心房《うしんぼう》と右心室《うしんしつ》（右心系《うしんけい》）は，全身《ぜんしん》をめぐって心臓《しんぞう》にもどってきた血液《けつえき》を肺《はい》へと送《おく》りだすためのものです。一方《いっぽう》，左心房《さしんぼう》と左心室《さしんしつ》（左心系《さしんけい》）は，肺《はい》からもどってきた血液《けつえき》を全身《ぜんしん》へと送《おく》りだすためのものです。

頭《あたま》のてっぺんからつま先《さき》まで血液《けつえき》を届《とど》ける必《ひつ》要《よう》がある左心室《さしんしつ》は，より強《つよ》い力《ちから》で血液《けつえき》を送《おく》りださなければなりません。

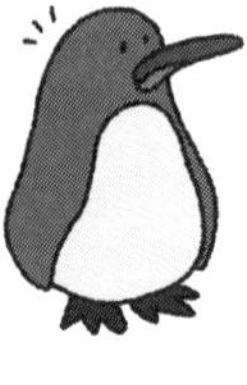

心臓《しんぞう》には，肺《はい》へ送《おく》りだすポンプと，全身《ぜんしん》へ送《おく》りだすポンプの，2系統《けいとう》があるんだペン！

4 心臓《しんぞう》の「ドクン」は，“扉《とびら》”の開《あ》け閉《し》めの音《おと》

心臓《しんぞう》の拍動《はくどう》は5段階《だんかい》を規則正《きそくただ》しくくりかえしている

心臓《しんぞう》の拍動《はくどう》は，5段階《だんかい》に分《わ》けることができます。この5段階《だんかい》が規則正《きそくただ》しくくりかえされることで，血液《けつえき》が安定的《あんていてき》に送《おく》りだされます。

1回《かい》の拍動《はくどう》で左心室《さしんしつ》から送《おく》りだされる血液《けつえき》の量《りょう》（1回拍出量《かいはくしゅつりょう》）は，約《やく》70ミリリットルです。心臓《しんぞう》は1分間《ぷんかん》に約《やく》60～80回拍動《かいはくどう》（心拍数《しんぱくすう》）しています。

弁《べん》に異常《いじょう》があると心音《しんおん》に雑音《ざつおん》がまざる

心臓《しんぞう》には，血液《けつえき》の逆流《ぎゃくりゅう》を防《ふせ》ぐための「弁《べん》」がついています。拍動《はくどう》の際《さい》，心房《しんぼう》や心室《しんしつ》の弁《べん》が開《ひら》いた

4 1秒間《びょうかん》の心臓《しんぞう》の動《うご》き

心臓《しんぞう》は，1秒間《びょうかん》に1回程度《かいていど》のリズムで拍動《はくどう》しています。イラストは，1回《かい》の鼓動《こどう》を5段階《だんかい》に分《わ》けて矢印《やじるし》で示《しめ》しています。矢印《やじるし》の下《した》にあるグラフは，心音《しんおん》をあらわしたものです。

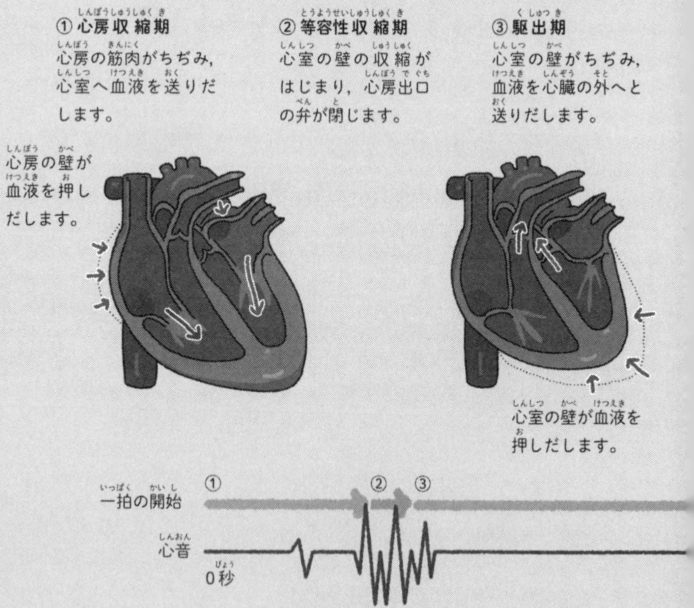

① 心房収縮期《しんぼうしゅうしゅくき》
心房《しんぼう》の筋肉《きんにく》がちぢみ，心室《しんしつ》へ血液《けつえき》を送《おく》りだします。
② 等容性収縮期《とうようせいしゅうしゅくき》
心室《しんしつ》の壁《かべ》の収縮《しゅうしゅく》がはじまり，心房出口《しんぼうでぐち》の弁《べん》が閉《と》じます。
③ 駆出期《くしゅつき》
心室《しんしつ》の壁《かべ》がちぢみ，血液《けつえき》を心臓《しんぞう》の外《そと》へと送《おく》りだします。
心房《しんぼう》の壁《かべ》が血液《けつえき》を押《お》しだします。
心室《しんしつ》の壁《かべ》が血液《けつえき》を押《お》しだします。
一拍《いっぱく》の開始《かいし》
①
②
③
心音《しんおん》
0秒《びょう》

④ 等容性弛緩期《とうようせいしかんき》

心室《しんしつ》の筋肉《きんにく》がゆるみはじめ，心室《しんしつ》の出口《でぐち》の弁《べん》が閉《し》まります。

⑤ 充満期《じゅうまんき》

心房《しんぼう》の出口《でぐち》の弁《べん》が開《ひら》き，心室《しんしつ》へと血液《けつえき》が少《すこ》しずつ流入《りゅうにゅう》します。

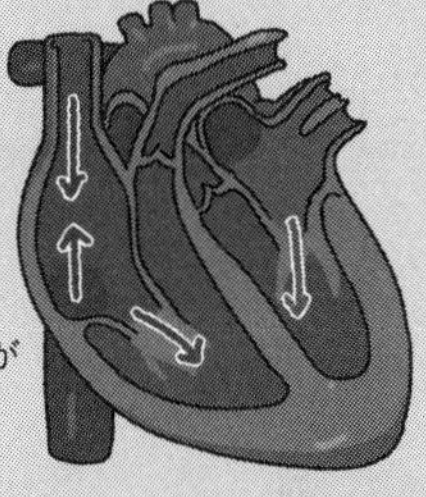

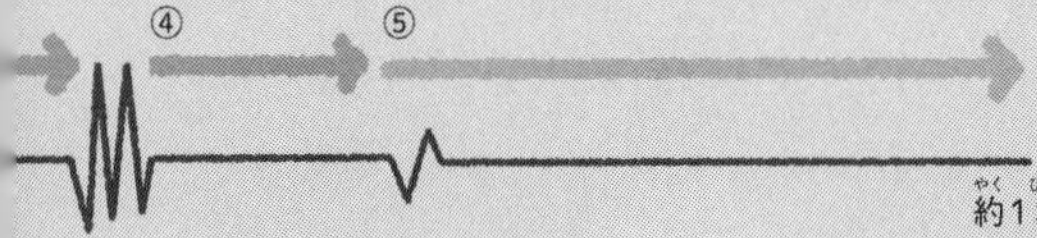

り閉《と》じたりします。**「ドクン」という心臓《しんぞう》の鼓動《こどう》の音《おと》（心音《しんおん》）は，弁《べん》が開閉《かいへい》するときに出《で》る音《おと》です。**

心音《しんおん》は，細《こま》かく分《わ》けると四《よっ》つの音《おと》から構成《こうせい》されています。その中《なか》で音《おと》が大《おお》きいのは，74〜75ページのイラストにある②の矢印《やじるし》あたりの音《おと》と，④の矢印《やじるし》のすぐ前《まえ》の音《おと》です。聴診器《ちょうしんき》でよく聞《き》こえるのもこの二《ふた》つの音《おと》です。

②の矢印《やじるし》のあたりの音《おと》は心房《しんぼう》の弁《べん》（房室弁《ぼうしつべん》）が閉《と》じるときの音《おと》で，④の矢印のすぐ前《まえ》の音《おと》は心室《しんしつ》の弁《べん》（動脈弁《どうみゃくべん》）が閉《と》じるときの音《おと》です。

なお，心臓《しんぞう》の弁《べん》がうまく閉《と》じなかったり，通《とお》り道《みち》がせまくなったりすると，血流《けつりゅう》が渦《うず》を巻《ま》いたり逆流《ぎゃくりゅう》したりして，心雑音《しんざつおん》がまざります。

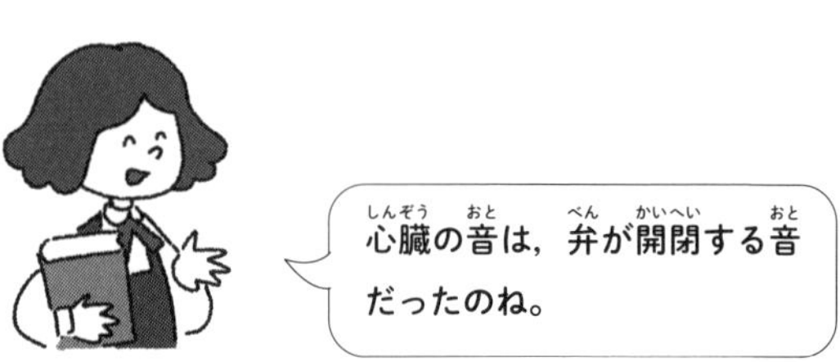
心臓《しんぞう》の音《おと》は，弁《べん》が開閉《かいへい》する音《おと》だったのね。

5 運動《うんどう》をすると，筋肉《きんにく》を流《なが》れる血液量《けつえきりょう》は30倍《ばい》になる

はげしい運動《うんどう》をすると，血液《けつえき》の供給先《きょうきゅうさき》も変化《へんか》する

体《からだ》の状態《じょうたい》によって，血液《けつえき》の供給量《きょうきゅうりょう》は大《おお》きく変化《へんか》します。**はげしい運動《うんどう》をしたときには心拍数《しんぱくすう》が上《あ》がり，1回拍出量《かいはくしゅつりょう》も増加《ぞうか》します。**その結果《けっか》，1分間《ぷんかん》に心臓《しんぞう》から送《おく》りだされる血液《けつえき》の量《りょう》（心拍出量《しんはくしゅつりょう》）は，最大《さいだい》で35リットル（安静時《あんせいじ》の7倍《ばい》）にもなります。

はげしい運動《うんどう》を行《おこな》うと，血液《けつえき》の供給先《きょうきゅうさき》も変化《へんか》します。とくに多《おお》くの酸素《さんそ》を必要《ひつよう》とする筋肉《きんにく》に，血液《けつえき》がたくさん供給《きょうきゅう》されるようになり，供給量《きょうきゅうりょう》は安静時《あんせいじ》の30倍《ばい》にも達《たっ》します。

筋肉《きんにく》が発達《はったつ》して拡大《かくだい》する「スポーツ心臓《しんぞう》」

スポーツ選手《せんしゅ》などは，日々《ひび》トレーニングを積《つ》むことによって，運動時《うんどうじ》に多《おお》くの血液《けつえき》を送《おく》りだせるようになります。1回《かい》の拍動《はくどう》で送《おく》りだせる血液《けつえき》の量《りょう》がふえるため，安静時《あんせいじ》には一般《いっぱん》の人《ひと》たちよりもずっと少《すく》ない心拍数《しんぱくすう》ですむようになります。トップアスリートには，心拍数《しんぱくすう》が40にも満《み》たない人《ひと》たちがいます。

そのような人《ひと》たちの心臓《しんぞう》は，筋肉《きんにく》が発達《はったつ》して拡《かく》大《だい》（肥大《ひだい》）しています。このような心臓《しんぞう》を「スポーツ心臓《しんぞう》」とよびます。

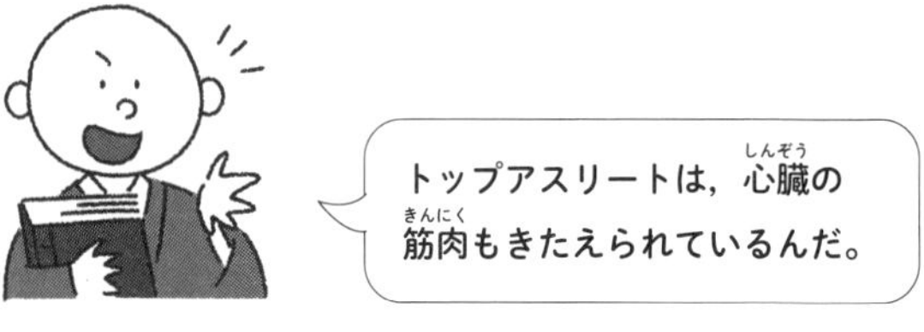
トップアスリートは，心臓《しんぞう》の筋肉《きんにく》もきたえられているんだ。

5 血液《けつえき》はどこに送《おく》られる？

心臓《しんぞう》から送《おく》りだされる血液《けつえき》が，各器官にどのくらい配分《はいぶん》されているかを示《しめ》した図《ず》です。肝臓《かんぞう》にいく約《やく》28％の血液《けつえき》のうち，約《やく》20％は消化管《しょうかかん》から門脈《もんみゃく》を通《とお》して送《おく》られており，動脈《どうみゃく》から配分《はいぶん》されるのは約《やく》8％です。

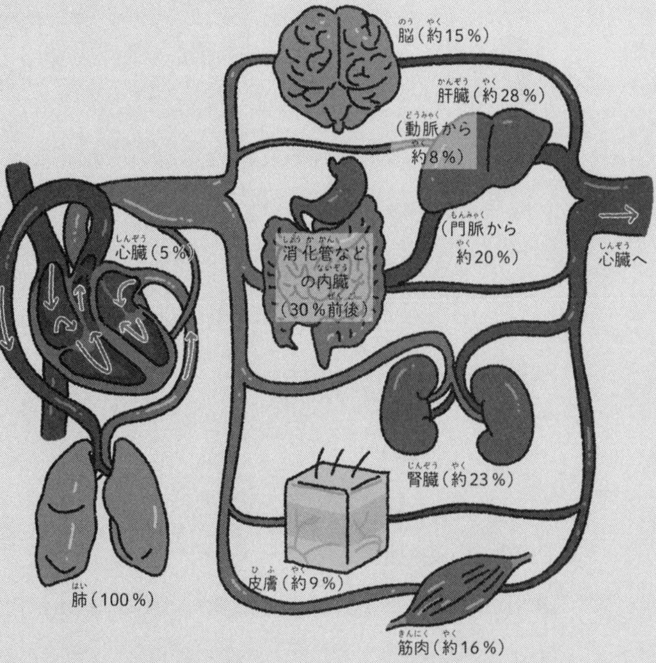

タコは，心臓《しんぞう》を三《みっ》つもっている！

たった一《ひと》つしかない大事《だいじ》な心臓《しんぞう》…のはずですが，タコにはなんと三《みっ》つも心臓《しんぞう》があります！

一《ひと》つは私《わたし》たちの心臓《しんぞう》の左心系《さしんけい》のように，全身《ぜんしん》に血液《けつえき》を送《おく》りだすためのもので，「体心臓《たいしんぞう》」とよばれます。あとの二《ふた》つは「えら心臓《しんぞう》」とよばれ，えらに血液《けつえき》を送《おく》ることに特化《とっか》しています。えら心臓《しんぞう》は，左《さ》右《ゆう》のえらに入《はい》る血管《けっかん》の一部《いちぶ》がふくらんでできています。しかし，心臓《しんぞう》が三《みっ》つあるからといって、一《ひと》つ止《と》まっても不死身《ふじみ》ということではありません。

タコは，イカやオウムガイなどと同《おな》じ「頭足類《とうそくるい》」です。頭足類《とうそくるい》は他《ほか》の軟体動物《なんたいどうぶつ》とくらべて発達《はったつ》した筋《きん》肉《にく》をもち，運動能力《うんどうのうりょく》にすぐれています。**タコは全《ぜん》身《しん》の90％が筋肉《きんにく》で，海中《かいちゅう》を時速《じそく》15キロメートルの速《はや》さで歩《ある》きます。全身《ぜんしん》の筋肉《きんにく》にもえらにも効果的《こうかてき》**

に血液《けつえき》を送《おく》るために，えら心臓《しんぞう》が発達《はったつ》したと考《かんが》えられています。

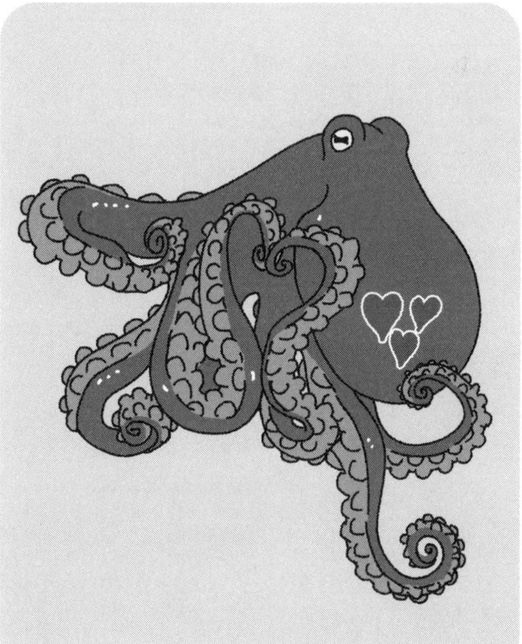

杉田玄白《すぎたげんぱく》の 志《こころざし》

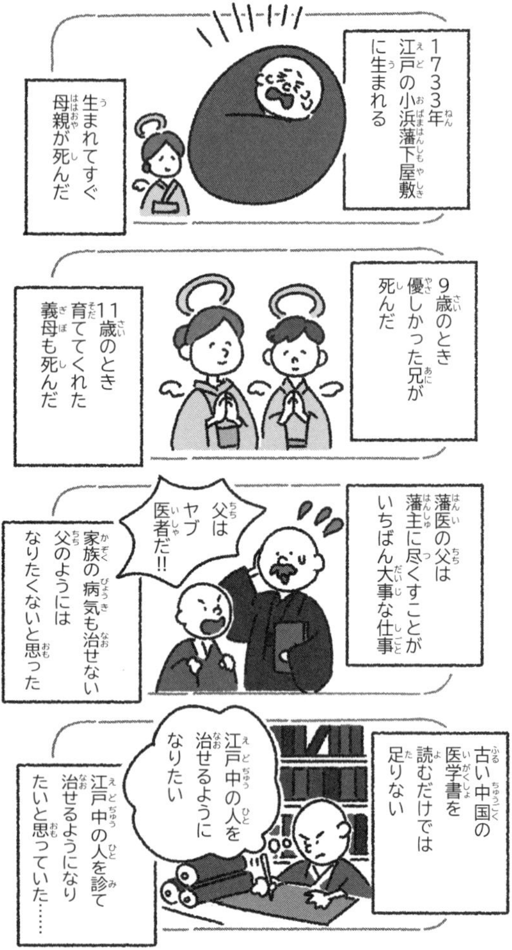
1733年《ねん》
江戸《えど》の小浜藩下屋敷《おばまはんしもやしき》
に生《う》まれる
生《う》まれてすぐ
母親《ははおや》が死《し》んだ
9歳《さい》のとき
優《やさ》しかった兄《あに》が
死《し》んだ
11歳《さい》のとき
育《そだ》ててくれた
義母《ぎぼ》も死《し》んだ
藩医《はんい》の父《ちち》は
藩主《はんしゅ》に尽《つ》くすことが
いちばん大事《だいじ》な仕事《しごと》
父《ちち》は
ヤブ
医者《いしゃ》だ!!
家族《かぞく》の病気《びょうき》も治《なお》せない
父《ちち》のようには
なりたくないと思《おも》った
古《ふる》い中国《ちゅうごく》の
医学書《いがくしょ》を
読《よ》むだけでは
足《た》りない
江戸中《えどじゅう》の人《ひと》を
治《なお》せるように
なりたい
江戸中《えどじゅう》の人《ひと》を診《み》て
治《なお》せるようになり
たいと思《おも》っていた……

勉強《べんきょう》だけじゃダメ

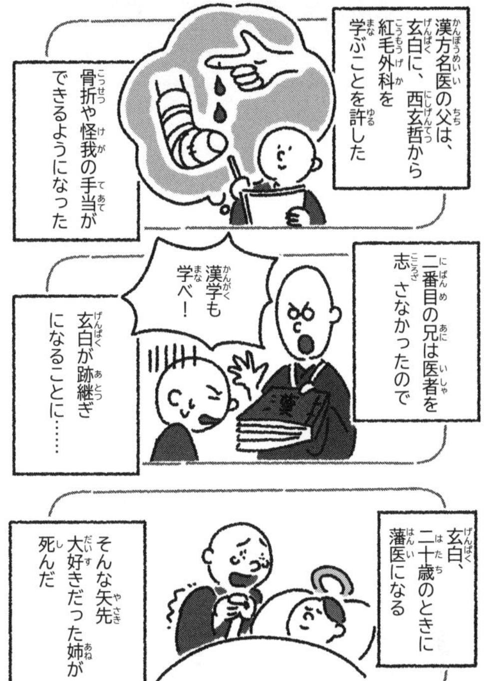
漢方名医《かんぽうめいい》の父《ちち》は、玄白《げんぱく》に、西玄哲《にしげんてつ》から紅毛外科《こうもうげか》を学《まな》ぶことを許《ゆる》した
骨折《こっせつ》や怪我《けが》の手当《てあて》ができるようになった
二番目《にばんめ》の兄《あに》は医者《いしゃ》を志《こころざ》さなかったので
漢学《かんがく》も学《まな》べ！
玄白《げんぱく》が跡継《あとつ》ぎになることに……
玄白《げんぱく》、二十歳《はたち》のときに藩医《はんい》になる
そんな矢先《やさき》大好《だいす》きだった姉《あね》が死《し》んだ
医者《いしゃ》になったのに姉《あね》の命《いのち》を救《すく》えなかった
もっと実際《じっさい》に役立《やくだ》つ医術《いじゅつ》を学《まな》びたい!!

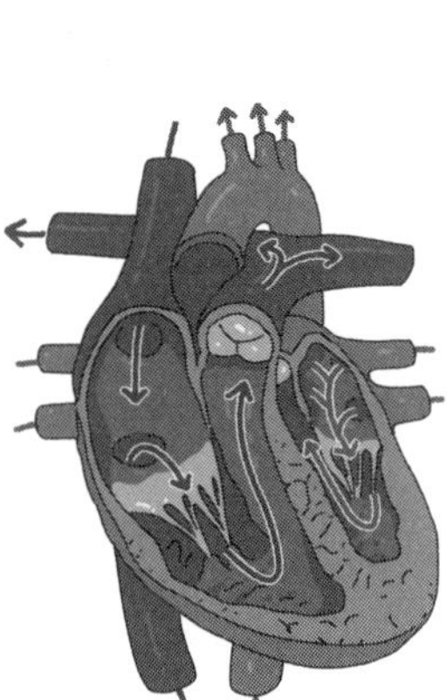

第《だい》3章《しょう》

体《からだ》を形《かたち》づくる
皮膚《ひふ》・骨《ほね》・筋肉《きんにく》

私《わたし》たちの体《からだ》は，骨格《こっかく》で形《かたち》づくられています。けれど，骨《ほね》は単《たん》に体《からだ》を支《ささ》えているだけではありません。血液《けつえき》をつくるなどの大《だい》事《じ》なはたらきもしているのです。第《だい》3章《しょう》では，体《からだ》を形《かたち》づくる骨《ほね》や皮膚《ひふ》，筋肉《きんにく》などの，すぐれた機能《きのう》や構造《こうぞう》をみていきましょう。

1 皮膚《ひふ》は，機能《きのう》のちがう三《みっ》つの層《そう》でできている

表皮《ひょうひ》と真皮《しんぴ》の境目《さかいめ》で，細胞《さいぼう》がたえず増殖《ぞうしょく》している

ヒトの皮膚《ひふ》の表面《ひょうめん》は，約《やく》1.6平方《へいほう》メートルと，畳《たたみ》1畳《じょう》よりもやや広《ひろ》いです。**皮膚《ひふ》は上《うえ》から順《じゅん》に，「表皮《ひょうひ》」「真皮《しんぴ》」「皮下組織《ひかそしき》」の3層《そう》になっています。**

いちばん上《うえ》の「表皮《ひょうひ》」では，「真皮《しんぴ》」との境目《さかいめ》で細胞《さいぼう》がたえず増殖《ぞうしょく》しています。細胞《さいぼう》は上《うえ》にあがってくると平《ひら》たくなって，「ケラチン」という線維状《せんいじょう》のタンパク質《しつ》で満《み》たされ，核《かく》がなくなってしまいます。

表皮《ひょうひ》の下《した》の「真皮《しんぴ》」には，強度《きょうど》をあたえるかたい線維《せんい》と，弾力《だんりょく》をもつ線維《せんい》が網《あみ》の目《め》のように走《はし》っています。

表皮《ひょうひ》と真皮《しんぴ》には，へこみなどを感《かん》じる「触圧《しょくあつ》

覚《かく》」，温度《おんど》を感《かん》じる「温度覚《おんどかく》」，痛《いた》みを感《かん》じる「痛《つう》覚《かく》」など，外界《がいかい》の情報《じょうほう》を受《う》け取《と》る「感覚受容器《かんかくじゅようき》」があります。

皮膚《ひふ》の最下層《さいかそう》には
クッションが広《ひろ》がる

　真皮《しんぴ》を骨《ほね》や筋肉《きんにく》につなげる層《そう》が「皮下組織《ひかそしき》」です。ここには，たくさんの脂肪《しぼう》がたくわえられていて，クッションのように，外界《がいかい》から受《う》ける衝《しょう》撃《げき》をやわらげるはたらきがあります。これらの脂《し》肪《ぼう》はエネルギーを生《う》みだす燃料《ねんりょう》にもなります。

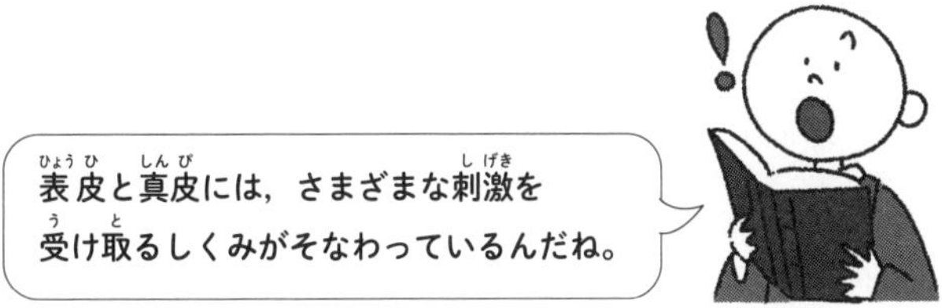
表皮《ひょうひ》と真皮《しんぴ》には，さまざまな刺激《しげき》を
受《う》け取《と》るしくみがそなわっているんだね。

1 へこみ，痛《いた》み，温度《おんど》などを感知《かんち》

マイスナー小体《しょうたい》やメルケル盤《ばん》，パチニ小体《しょうたい》，ルフィニ小体《しょうたい》などは，皮膚《ひふ》のへこみなどを感知《かんち》します。エクリン汗腺《かんせん》は，汗《あせ》をだします。アポクリン汗腺《かんせん》は，わき特有《とくゆう》の匂《にお》いを生《う》みます。薄《うす》い皮膚《ひふ》の中《なか》には，さまざまな器官《きかん》が存在《そんざい》します。

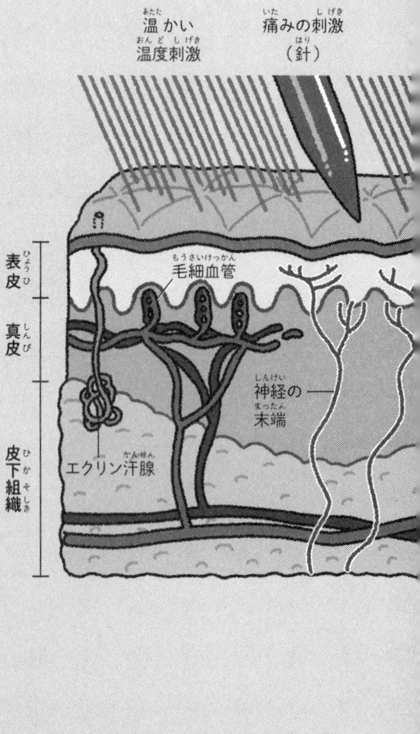

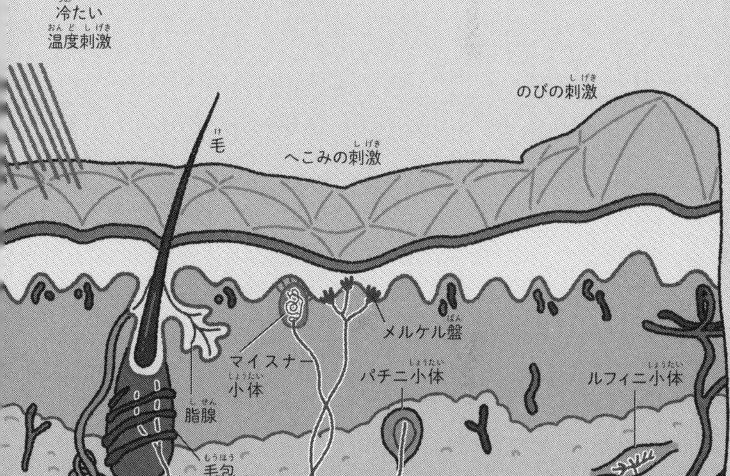
冷《つめ》たい
温度刺激《おんどしげき》
毛《け》
へこみの刺激《しげき》
のびの刺激《しげき》
メルケル盤《ばん》
マイスナー
小体《しょうたい》
パチニ小体《しょうたい》
ルフィニ小体《しょうたい》
脂腺《しせん》
毛包《もうほう》
アポクリン汗腺《かんせん》

2 暑《あつ》いときに皮膚《ひふ》が赤《あか》くなるのは，体温調節《たいおんちょうせつ》のため

外界《がいかい》の温度《おんど》に左右《さゆう》されることなく，体温《たいおん》を一定《いってい》に保《たも》つ

皮膚《ひふ》は，気温《きおん》の情報《じょうほう》を受《う》け取《と》ると，その情報《じょうほう》を脳《のう》へと伝《つた》えます。体温《たいおん》が上《あ》がりそうになったら皮膚《ひふ》が熱《ねつ》を逃《のが》す，逆《ぎゃく》に体温《たいおん》が下《さ》がりそうなときは，皮膚《ひふ》が体《からだ》の熱《ねつ》を逃《に》がさないようにし，常《つね》に体温《たいおん》を一定《いってい》に保《たも》とうとします。

顔色《かおいろ》は，皮膚《ひふ》の毛細血管《もうさいけっかん》がつくっている

暑《あつ》くて体温《たいおん》が上《あ》がりそうなとき，皮膚《ひふ》は赤《あか》くなります。これは，皮膚表層《ひふひょうそう》の毛細血管《もうさいけっかん》や細静脈《さいじょうみゃく》を流《なが》れる大量《たいりょう》の血液《けつえき》の色《いろ》が，外《そと》からすけて見《み》えるからです。

ヒトの体《からだ》は，体温《たいおん》が上《あ》がりそうなときは皮膚《ひふ》に血液《けつえき》を送《おく》る動脈《どうみゃく》を拡張《かくちょう》させ，皮膚表層《ひふひょうそう》の血管《けっかん》を流《なが》れる血液《けつえき》の量《りょう》を大幅《おおはば》に増加《ぞうか》させます。血液《けつえき》が運《はこ》んできた体《からだ》の熱《ねつ》を，体《からだ》の外《そと》に逃《に》がすためです。

反対《はんたい》に寒《さむ》いときは，皮膚表層《ひふひょうそう》の血管《けっかん》を流《なが》れる血液《けつえき》の量《りょう》を減《へ》らすことで，熱《ねつ》を逃《に》がさないようにします。

また，立毛筋《りつもうきん》を収縮《しゅうしゅく》させ，立毛筋《りつもうきん》にくっついている毛《け》を垂直《すいちょく》に立《た》てます。このとき，毛《け》の周《しゅう》囲《い》の表皮《ひょうひ》も引《ひ》っ張《ぱ》られて皮膚《ひふ》が盛《も》り上《あ》がります。これが「鳥肌《とりはだ》」です。動物《どうぶつ》の場合《ばあい》は，垂直《すいちょく》に立《た》つ毛《け》が空気《くうき》の層《そう》をつくり，熱《ねつ》を逃《に》がさないようにするといわれています。

人《ひと》の肌《はだ》が寒《さむ》さなどで，毛《け》をむしりとった鳥《とり》の肌《はだ》のようにぶつぶつになることを，「鳥肌《とりはだ》がたつ」というペン！

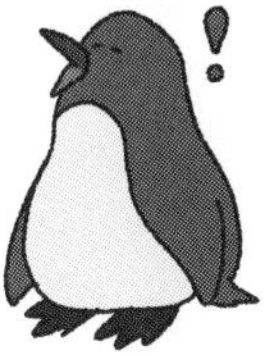

2 暑《あつ》いとき，寒《さむ》いときの皮膚《ひふ》

左《ひだり》のイラストは暑《あつ》いとき，右《みぎ》のイラストは寒《さむ》いときの皮膚《ひふ》の断面図《だんめんず》です。暑《あつ》いときは，汗腺《かんせん》から汗《あせ》が出《で》ます。一方寒《いっぽうさむ》いときは，立毛筋《りつもうきん》が収縮《しゅうしゅく》して，体毛《たいもう》が直立《ちょくりつ》します。

暑《あつ》いとき

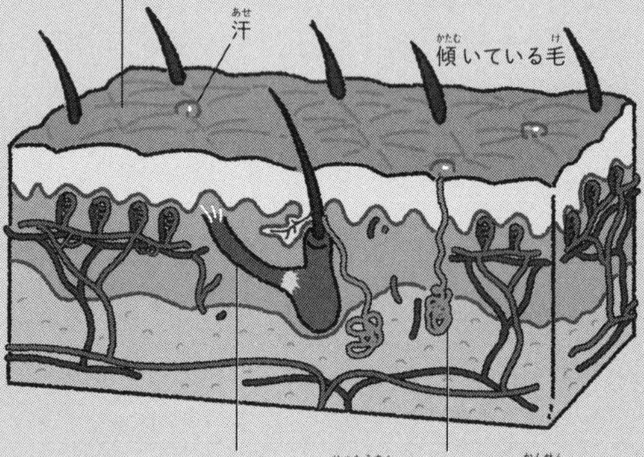

皮膚表層《ひふひょうそう》の血液《けつえき》や汗《あせ》を使《つか》って，体《からだ》の熱《ねつ》を逃《のが》します

皮膚表層《ひふひょうそう》の血管《けっかん》を流《なが》れる血液《けつえき》の量《りょう》が多《おお》くなり，熱《ねつ》が逃《のが》げます。また，エクリン汗腺《かんせん》から出《で》た汗《あせ》も，蒸発《じょうはつ》するときに体《からだ》から熱《ねつ》（気化熱《きかねつ》）を奪《うば》っていきます。

寒《さむ》いとき

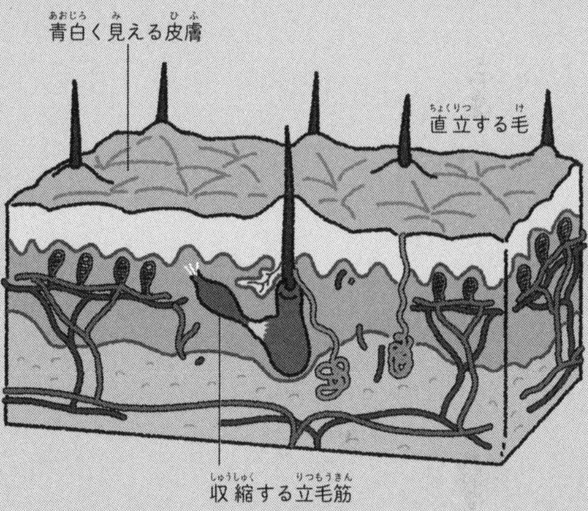

皮膚《ひふ》表層《ひょうそう》の血液量《けつえきりょう》が減《へ》ります

皮膚《ひふ》表層《ひょうそう》の血管《けっかん》を流《なが》れる血液《けつえき》の量《りょう》が減《へ》って，熱《ねつ》をできるだけ逃《に》がさないようにします。また，真皮《しんぴ》の立毛筋《りつもうきん》が収縮《しゅうしゅく》することで，立毛筋《りつもうきん》にくっついている毛《け》が引《ひ》っ張《ば》られて垂直《すいちょく》に立《た》ちます。

3 若《わか》い人《ひと》でも，毎日《まいにち》100本《ぼん》の髪《かみ》がぬける

「毛母基《もうぼき》」で毛《け》になる細胞《さいぼう》が増殖《ぞうしょく》している

毛《け》の細胞《さいぼう》やつめの細胞《さいぼう》は，表皮《ひょうひ》の細胞《さいぼう》と同《おな》じく，ケラチンで満《み》たされた死《し》んだ細胞《さいぼう》です。ただし，表皮《ひょうひ》のケラチンとは成分《せいぶん》が少《すこ》しことなり，かたいのです。

毛《け》は，皮膚《ひふ》の表面下《ひょうめんか》では，表皮《ひょうひ》が落《お》ちこんだ「毛包《もうほう》」に包《つつ》まれています。**そして，毛《け》の下端《かたん》にある「毛母基《もうぼき》」という場所《ばしょ》で，毛《け》や毛包《もうほう》になる細《さい》胞《ぼう》が増殖《ぞうしょく》しています。**

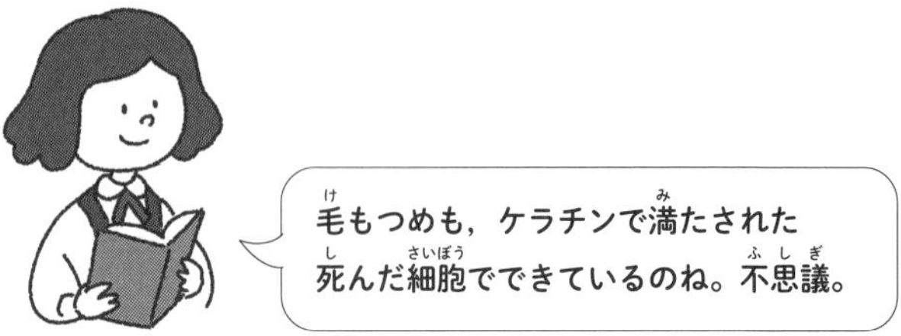
毛《け》もつめも，ケラチンで満《み》たされた
死《し》んだ細胞《さいぼう》でできているのね。不思議《ふしぎ》。

若《わか》い人《ひと》でも，毎日《まいにち》100本《ぽん》もの髪《かみ》の毛《け》が抜《ぬ》けている

毛《け》は毛母基《もうぼき》で細胞《さいぼう》が分裂《ぶんれつ》をくりかえします。毛《け》がのびる時期《じき》を「成長期《せいちょうき》」といいます。髪《かみ》の毛《け》は1か月《げつ》あたり10～20ミリメートルのびます。

髪《かみ》の毛《け》1本《ぽん》の寿命《じゅみょう》は3～6年《ねん》といわれ，このうち成長期《せいちょうき》が2～6年《ねん》，退行《たいこう》・休止期《きゅうしき》が数《すう》か月《げつ》と，成長期《せいちょうき》が圧倒的《あっとうてき》に長《なが》いです。成人《せいじん》では約《やく》10万本《まんぼん》の髪《かみ》の毛《け》が生《は》えており，このうち90％が成長期《せいちょうき》で，1日《にち》あたりに抜《ぬ》ける髪《かみ》の毛《け》は100本程度《ぽんていど》です。

しかし，年《とし》をとるにつれて成長期《せいちょうき》は短《みじか》くなり，太《ふと》く長《なが》く育《そだ》つ毛《け》の数《かず》が減《へ》っていきます。こうして，髪《かみ》は年齢《ねんれい》とともに全体的《ぜんたいてき》に薄《うす》くなるのです。つまり，髪《かみ》の薄《うす》さは，必《かなら》ずしも髪《かみ》の毛《け》の本数《ほんすう》の少《すこ》なさをあらわしているわけではないのです。

3 つめと毛《け》の構造《こうぞう》

左《ひだり》のイラストは，指先《ゆびさき》の断面《だんめん》です。つめの細胞《さいぼう》は，つめの根元《ねもと》にある爪母基《そうぼき》というところでつくられます。右《みぎ》のイラストは，毛《け》の断面《だんめん》です。毛《け》の細胞《さいぼう》は，毛《け》の根元《ねもと》にある毛母基《もうぼき》でつくられます。

つめ

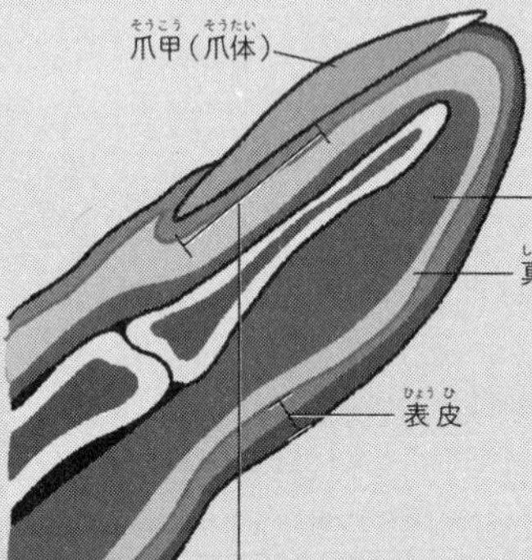

毛《け》

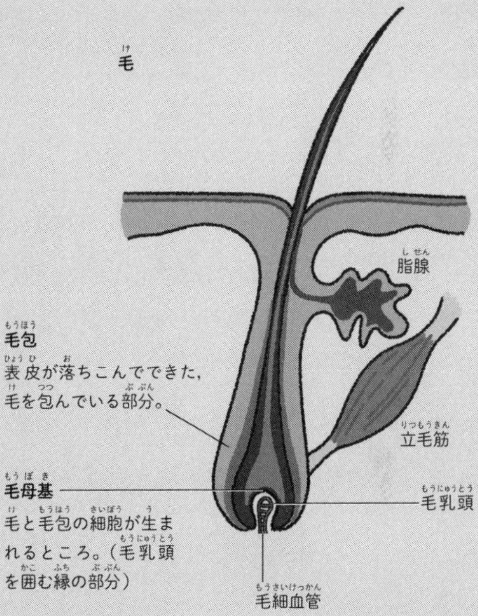
脂腺《しせん》
毛包《もうほう》
表皮《ひょうひ》が落《お》ちこんでできた，
毛《け》を包《つつ》んでいる部分《ぶぶん》。
立毛筋《りつもうきん》
毛母基《もうぼき》
毛《け》と毛包《もうほう》の細胞《さいぼう》が生《う》ま
れるところ。（毛乳頭《もうにゅうとう》
を囲《かこ》む縁《ふち》の部分《ぶぶん》）
毛乳頭《もうにゅうとう》
毛細血管《もうさいけっかん》

世界一《せかいいち》毛深《けぶか》い動物《どうぶつ》は，ラッコ

ラッコは，一生《いっしょう》のほとんどを寒《さむ》い海《うみ》の上《うえ》ですごすにもかかわらず，皮下脂肪《ひかしぼう》がほとんどなく，冷《つめ》たい水《みず》が苦手《にがて》です。場合《ばあい》によっては，低体温《ていたいおん》で死《し》んでしまうこともあるといいます。

そんなラッコは皮下脂肪《ひかしぼう》のかわりに，1平方《へいほう》センチメートルあたりにおよそ10万本《まんぼん》（人間《にんげん》の頭髪《とうはつ》の量《りょう》と同《おな》じくらい）の毛《け》が生《は》えた，高密度《こうみつど》の毛皮《けがわ》をまとって寒《さむ》さに耐《た》えています。ラッコの皮膚《ひふ》にある一《ひと》つの毛穴《けあな》からは，1本の長《なが》くて太《ふと》い「ガードヘアー」と，60～80本《ぽん》ほどの短《みじか》くて細《ほそ》い「アンダーファー」が束《たば》になって生《は》えています。水《みず》の中《なか》では，長《なが》いガードヘアーが倒《たお》れて蓋《ふた》の役目《やくめ》をし，皮膚《ひふ》の間《あいだ》に空気《くうき》の層《そう》ができるため，冷《つめ》たい水《みず》が皮膚《ひふ》に直接《ちょくせつ》ふれることはありません。

体毛《たいもう》が水《みず》を弾《はじ》く状態《じょうたい》を保《たも》つために，グルーミング（毛《け》づくろい）は欠《か》かすことができません。ラッコは，全身《ぜんしん》の毛《け》の総量《そうりょう》が10億本近《おくほんちか》くもあるといわれる，地球上《ちきゅうじょう》で最《もっと》も毛深《けぶか》い動物《どうぶつ》なのです。

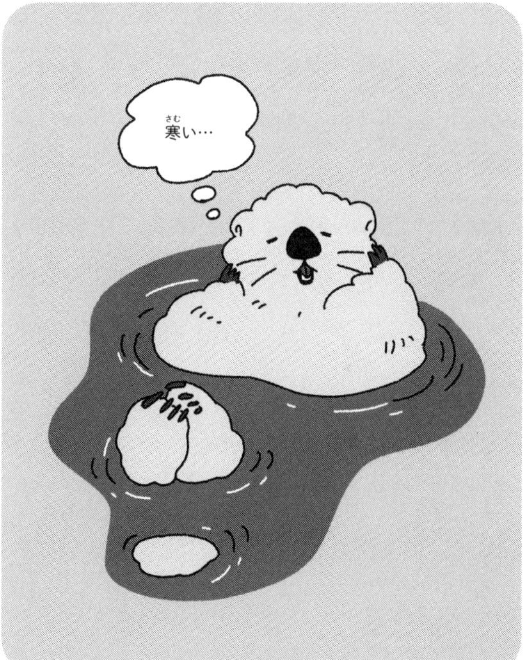

4 骨《ほね》は，1年間《ねんかん》に約《やく》5分《ぶん》の1が入《い》れかわる

人体《じんたい》には約《やく》200個《こ》の骨《ほね》がある

私《わたし》たちの体《からだ》には約《やく》200個《こ》の骨《ほね》があります。骨《ほね》は体《からだ》を支《ささ》え，脳《のう》や内臓《ないぞう》などを保護《ほご》します。また，一部《いちぶ》の骨《ほね》の内部《ないぶ》では，血液細胞《けつえきさいぼう》もつくられています。

骨本体《ほねほんたい》は，コラーゲン線維《せんい》の間《あいだ》に，「ヒドロキシアパタイト」が沈着《ちんちゃく》してできています。ヒドロキシアパタイトは，カルシウムとリン酸《さん》が結合《けつごう》した物質《ぶっしつ》です。このカルシウムとリン酸《さん》は，骨《ほね》をつくる役割《やくわり》をもつ「骨芽細胞《こつがさいぼう》」という細胞《さいぼう》から分泌《ぶんぴつ》されます。

4 軽《かる》くてじょうぶな骨《ほね》の構造《こうぞう》

骨《ほね》の外側《そとがわ》には，かたい組織《そしき》「緻密質《ちみつしつ》」が，内側《うちがわ》にはすかすかの組織《そしき》「海綿質《かいめんしつ》」があります。二《ふた》つの組織《そしき》をあわせもつことで，骨《ほね》は軽量《けいりょう》でありながら強度《きょうど》を保《たも》つことができます。

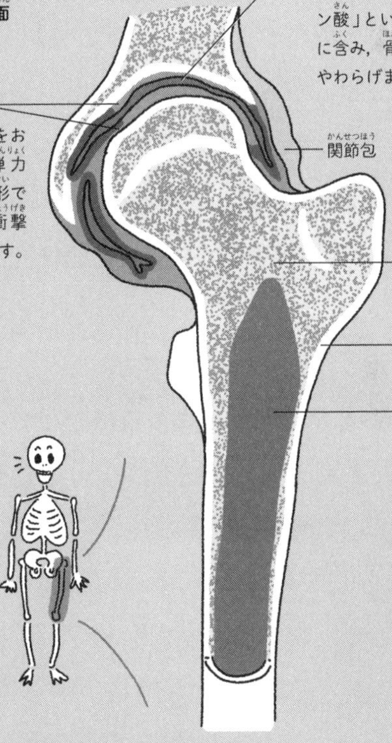
大腿骨《だいたいこつ》と股関節《こかんせつ》の断面《だんめん》
関節腔《かんせつくう》
滑膜《かつまく》がつくる滑液《かつえき》が入《はい》っています。滑液《かつえき》は「ヒアルロン酸《さん》」という多糖類《たとうるい》を豊富《ほうふ》に含《ふく》み，骨《ほね》どうしの摩擦《まさつ》をやわらげます。
関節軟骨《かんせつなんこつ》
骨《ほね》の関節面《かんせつめん》をおおう軟骨《なんこつ》。弾力《だんりょく》があって変形《へんけい》できるため，衝撃《しょうげき》を吸収《きゅうしゅう》します。
関節包《かんせつほう》
海綿質《かいめんしつ》
緻密質《ちみつしつ》
髄腔《ずいくう》
（黄色骨髄《おうしょくこつずい》）

1年間《ねんかん》に骨《ほね》の約《やく》5分《ぶん》の1が入《い》れかわっている

体内《たいない》のカルシウムの99％は，骨《ほね》に貯蔵《ちょぞう》されています。筋肉《きんにく》の収縮《しゅうしゅく》や情報《じょうほう》の伝達《でんたつ》などに必要《ひつよう》な血液中《けつえきちゅう》のカルシウムが不足《ふそく》すると，血液中《けつえきちゅう》で「破《は》骨細胞《こつさいぼう》」がふえます。破骨細胞《はこつさいぼう》は，骨《ほね》を酸《さん》や酵素《こうそ》でとかして，カルシウムとリン酸《さん》に分解《ぶんかい》します。このカルシウムが近《ちか》くの毛細血管《もうさいけっかん》に運《はこ》ばれると，血液中《けつえきちゅう》のカルシウム濃度《のうど》が上昇《じょうしょう》します。

逆《ぎゃく》に，血液中《けつえきちゅう》のカルシウム濃度《のうど》が正常範囲《せいじょうはんい》をこえると，「甲状腺《こうじょうせん》」から破骨細胞《はこつさいぼう》の機能《きのう》をおさえる物質《ぶっしつ》が分泌《ぶんぴつ》されます。そして骨芽細胞《こつがさいぼう》によって，骨《ほね》は元《もと》どおりに修復《しゅうふく》されます。

私《わたし》たちの体《からだ》では骨《ほね》の形成《けいせい》と吸収《きゅうしゅう》がつねにくりかえされており，若《わか》い人《ひと》では1年《ねん》に全身《ぜんしん》の骨《ほね》の約《やく》5分《ぶん》の1が入《い》れかわるといいます。

5 腕《うで》を動《うご》かすときにはたらく筋肉《きんにく》を見《み》てみよう！

骨《ほね》を動《うご》かしているのは「骨格筋《こっかくきん》」

何《なに》かを持《も》ち上《あ》げたり歩《ある》いたり，動《うご》くときには骨《ほね》を動《うご》かさなければなりません。この骨《ほね》を動《うご》かしているのが，「骨格筋《こっかくきん》」です。

骨格筋《こっかくきん》は全身《ぜんしん》の骨《ほね》にくっついており，その数《かず》は400個《こ》ほどで，体重《たいじゅう》の40～50％を占《し》めます。骨格筋《こっかくきん》は二《ふた》つの骨《ほね》にまたがってくっつき，関節《かんせつ》を軸《じく》にして，骨格《こっかく》を上下左右《じょうげさゆう》に動《うご》かしたり，回転《かいてん》させたりします。

ひじを曲《ま》げるとき，どの筋肉《きんにく》がどう動《うご》いているのか？

体《からだ》の一部《いちぶ》を動《うご》かす単純《たんじゅん》な動《うご》きでさえ，複数《ふくすう》の筋肉《きんにく》がはたらいています。たとえば，ひじを曲《ま》げたときにできる力《ちから》こぶをつくっている筋肉《きんにく》は，上腕《じょうわん》の表側《おもてがわ》にある「上腕二頭筋《じょうわんにとうきん》」です。この上腕二頭筋《じょうわんにとうきん》の収縮《しゅうしゅく》が，ひじを曲《ま》げるときの主《おも》な原動力《げんどうりょく》となります。しかし，動《うご》いている筋肉《きんにく》はこれだけではありません。

上腕二頭筋《じょうわんにとうきん》のそばにある「上腕筋《じょうわんきん》」は，上腕二頭筋《じょうわんにとうきん》が動《うご》きはじめるときにはずみをつけたり，必要《ひつよう》のない関節《かんせつ》の動《うご》きをおさえたりといった補助《ほじょ》をします。さらに，上腕二頭筋《じょうわんにとうきん》は収縮《しゅうしゅく》するので，この筋肉《きんにく》の裏側《うらがわ》にある「上腕三頭筋《じょうわんさんとうきん》」はのばされることになります。

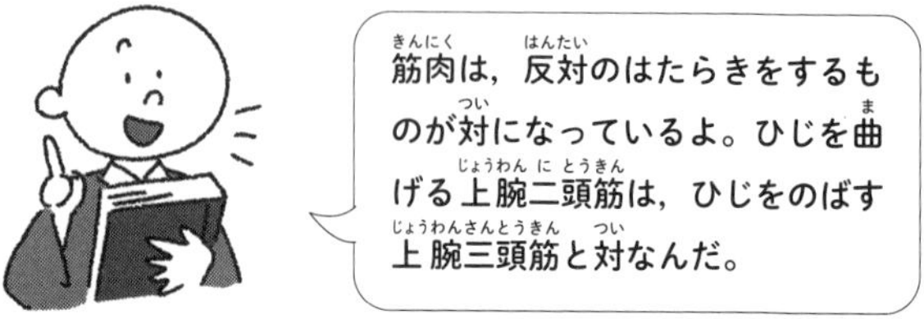
筋肉《きんにく》は，反対《はんたい》のはたらきをするものが対《つい》になっているよ。ひじを曲《ま》げる上腕二頭筋《じょうわんにとうきん》は，ひじをのばす上腕三頭筋《じょうわんさんとうきん》と対《つい》なんだ。

5 腕《うで》にはどんな筋肉《きんにく》がある？

上腕《じょうわん》（ひじより上《うえ》の腕《うで》）の筋肉《きんにく》と，前腕《ぜんわん》（ひじより下《した》の腕《うで》）の筋肉《きんにく》の構成《こうせい》は大《おお》きくことなります。なお，前腕《ぜんわん》には前腕《ぜんわん》の回転《かいてん》以外《いがい》に，手首《てくび》や指《ゆび》の関節《かんせつ》を動《うご》かす筋肉《きんにく》も存在《そんざい》します。

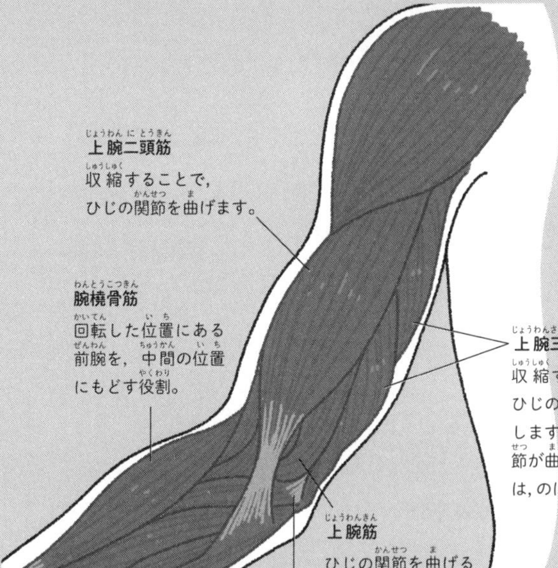
上腕《じょうわん》二《に》頭筋《とうきん》
収縮《しゅうしゅく》することで，ひじの関節《かんせつ》を曲《ま》げます。
腕橈骨筋《わんとうこつきん》
回転《かいてん》した位置《いち》にある前腕《ぜんわん》を，中間《ちゅうかん》の位置《いち》にもどす役割《やくわり》。
上腕三頭筋《じょうわんさんとうきん》
収縮《しゅうしゅく》することで，ひじの関節《かんせつ》をのばします。ひじの関《かん》節《せつ》が曲《ま》がるときには，のばされます。
上腕筋《じょうわんきん》
ひじの関節《かんせつ》を曲《ま》げるとき，上腕《じょうわん》二《に》頭筋《とうきん》をサポートします。
円回内筋《えんかいないきん》
前腕《ぜんわん》を内側《うちがわ》に回転《かいてん》させる筋《きん》肉《にく》。外側《そとがわ》に回転《かいてん》させる筋肉《きんにく》は，回外筋《かいがいきん》といいます。

6 筋肉《きんにく》は，2種類《しゅるい》の線維《せんい》でできていた

筋肉《きんにく》は，筋線維《きんせんい》という細長《ほそなが》い線維《せんい》でできている

筋肉《きんにく》は，どのようなしくみで縮《ちぢ》むのでしょうか。

筋肉《きんにく》は「筋線維《きんせんい》」という細長《ほそなが》い線維《せんい》が束《たば》（筋束《きんそく》）になり，それが寄《よ》り集《あつ》まってできています。筋線《きんせん》維《い》の1本《ぽん》1本《ぽん》は，細胞一《さいぼうひと》つ一《ひと》つに相当《そうとう》します。長《なが》さ50センチメートルほどもある太《ふと》ももの筋肉《きんにく》の筋線維《きんせんい》でさえも，一《ひと》つの細胞《さいぼう》なのです。

ただし筋線維《きんせんい》は複数《ふくすう》の細胞《さいぼう》が融合《ゆうごう》してできた細《さい》胞《ぼう》であり，1本の筋線維《きんせんい》にたくさんの細胞核《さいぼうかく》があります。

6 筋肉《きんにく》の構造《こうぞう》

筋肉《きんにく》は，筋束《きんそく》という筋線維《きんせんい》がより集《あつ》まったものでできています。筋線維《きんせんい》の中には，筋原線維《きんげんせんい》がより集《あつ》まっています。筋原線維《きんげんせんい》は，ミオシン線維《せんい》とアクチン線維《せんい》でできています。

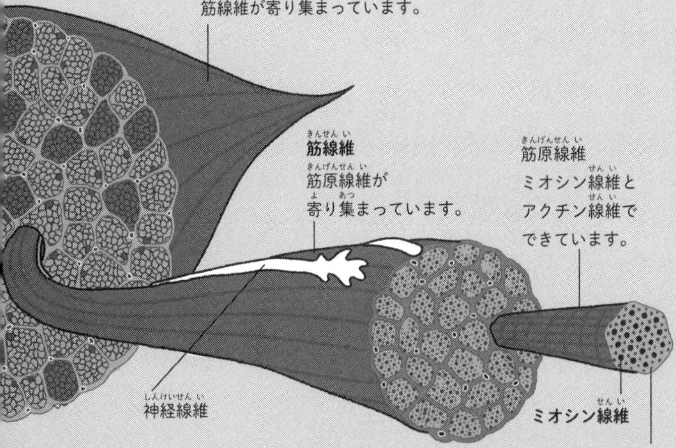
筋束《きんそく》
筋線維《きんせんい》が寄《よ》り集《あつ》まっています。
筋線維《きんせんい》
筋原線維《きんげんせんい》が
寄《よ》り集《あつ》まっています。
筋原線維《きんげんせんい》
ミオシン線維《せんい》と
アクチン線維《せんい》で
できています。
神経線維《しんけいせんい》
ミオシン線維《せんい》
アクチン線維《せんい》

筋原線維《きんげんせんい》が短くなることで，筋肉《きんにく》は縮《ちぢ》む

筋線維《きんせんい》の中《なか》にはさらに，「筋原線維《きんげんせんい》」という線《せん》維《い》がつまっています。筋原線維《きんげんせんい》は，太《ふと》さのことなる2種類《しゅるい》の線維《せんい》が規則正《きそくただ》しく交互《こうご》に並《なら》んだ構造《こうぞう》をしています。

太《ふと》い線維《せんい》は「ミオシン」というタンパク質《しつ》でできており，「ミオシン線維《せんい》」とよばれます。一方《いっぽう》，細《ほそ》い線維《せんい》は「アクチン」というタンパク質《しつ》でできており，「アクチン線維《せんい》」とよばれます。

筋肉《きんにく》を収縮《しゅうしゅく》させる信号《しんごう》がくると，ミオシン線《せん》維《い》がアクチン線維《せんい》をたぐりよせるようにして，二《ふた》つの線維《せんい》がスライドします。その結果《けっか》，筋原線維《きんげんせんい》全体《ぜんたい》が短《みじか》くなり，筋肉《きんにく》が収縮《しゅうしゅく》するのです。

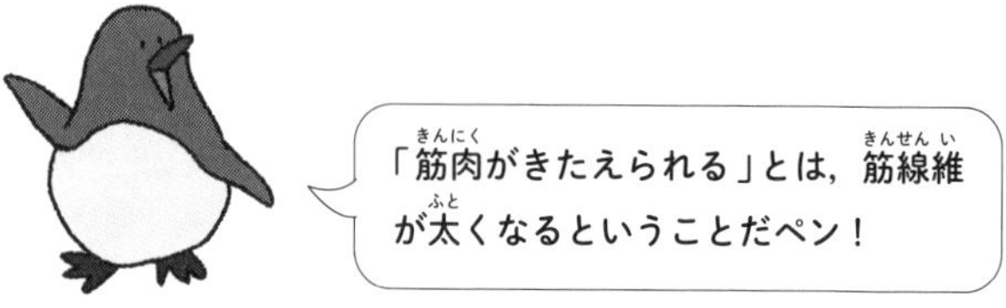
「筋肉《きんにく》がきたえられる」とは，筋線維《きんせんい》が太《ふと》くなるということだペン！

memo

博士《はかせ》！教《おし》えて!!

赤《あか》ちゃんは骨《ほね》が多《おお》い？

博士《はかせ》！　大人《おとな》と子供《こども》の骨《ほね》の数《かず》はちがうって本《ほん》当《とう》ですか？

そうなんじゃ。どっちが多《おお》いと思《おも》うかね？

大人《おとな》になると親知《おやし》らずが生《は》えるから，大人《おとな》の方《ほう》が多《おお》い？

実《じつ》は，大人《おとな》のほうが，赤《あか》ちゃんにくらべると骨《ほね》が約《やく》100本《ぽん》も少《すく》ないんじゃ！

約《やく》100本《ぽん》!?　じゃあ，赤《あか》ちゃんの体《からだ》の骨《ほね》は全《ぜん》部《ぶ》で何本《なんぼん》なんですか？

生《う》まれたばかりの赤《あか》ちゃんの骨《ほね》は，骨《ほね》になりかけのものも含《ふく》めると，約《やく》350個《こ》あるといわれる。成長《せいちょう》の過程《かてい》で骨《ほね》と骨《ほね》がくっついて，ほとんどの成人《せいじん》の骨《ほね》は206個《こ》ほどになるのじゃ。

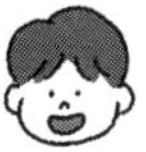
絶対《ぜったい》に206個《こ》というわけではないのですね。

個人差《こじんさ》がある。骨《ほね》が何個《なんこ》でも，カルシウムをしっかりとって，強《つよ》く育《そだ》てたいものじゃ。

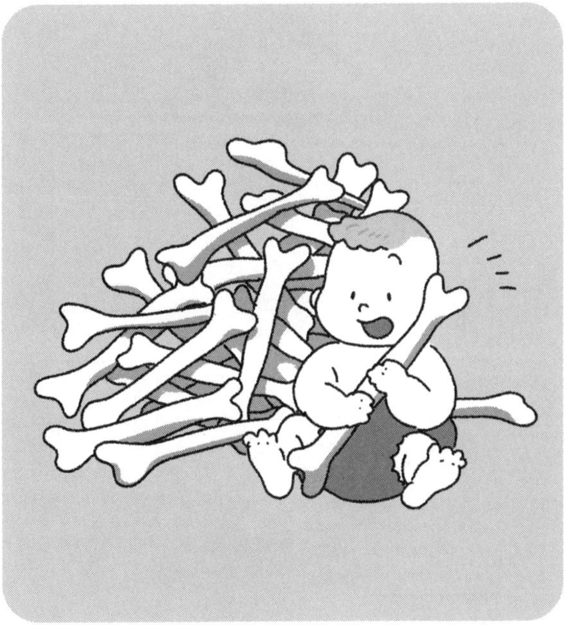

玄白《げんぱく》，解剖《かいぼう》への憧《あこが》れ

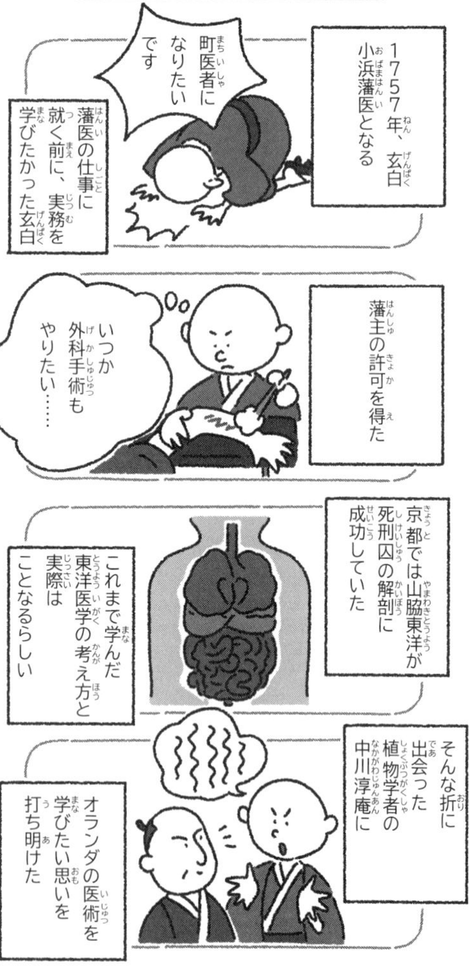
1757年《ねん》、玄白《げんぱく》小浜藩医《おばまはんい》となる
町医者《まちいしゃ》になりたいです
藩医《はんい》の仕事《しごと》に就《つ》く前《まえ》に、実務《じつむ》を学《まな》びたかった玄白《げんぱく》
藩主《はんしゅ》の許可《きょか》を得《え》た
いつか外科手術《げかしゅじゅつ》もやりたい……
京都《きょうと》では山脇東洋《やまわきとうよう》が死刑囚《しけいしゅう》の解剖《かいぼう》に成功《せいこう》していた
これまで学《まな》んだ東洋医学《とういがく》の考《かんが》え方《ほう》と実際《じっさい》はことなるらしい
そんな折《おり》に出会《であ》った植物学者《しょくぶつがくしゃ》の中川淳庵《なかがわじゅんあん》に
オランダの医術《いじゅつ》を学《まな》びたい思《おも》いを打《う》ち明《あ》けた

オランダ語《ご》の壁《かべ》

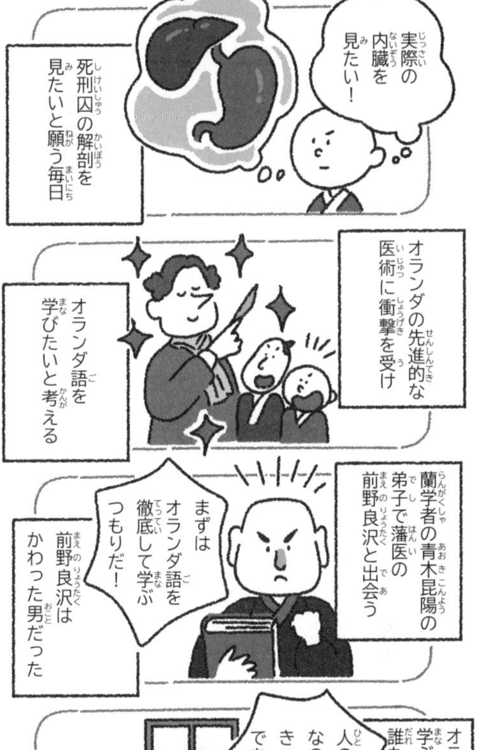
実際《じっさい》の内臓《ないぞう》を見《み》たい！
死刑囚《しけいしゅう》の解剖《かいぼう》を見《み》たいと願《ねが》う毎日《まいにち》
オランダの先進的《せんしんてき》な医術《いじゅつ》に衝撃《しょうげき》を受《う》け
オランダ語《ご》を学《まな》びたいと考《かんが》える
蘭学者《らんがくしゃ》の青木昆陽《あおきこんよう》の弟子《でし》で藩医《はんい》の前野良沢《まえのりょうたく》と出会《であ》う
まずはオランダ語《ご》を徹底《てってい》して学《まな》ぶつもりだ！
前野良沢《まえのりょうたく》はかわった男《おとこ》だった
オランダ語《ご》の文法《ぶんぽう》を学《まな》ぶ日本人《にほんじん》など誰《だれ》もいない時代《じだい》に
人《ひと》の言葉《ことば》なのだ。きっと理解《りかい》できます！
前野良沢《まえのりょうたく》は一年間《いちねんかん》長崎《ながさき》に滞在《たいざい》してオランダ語《ご》を勉強《べんきょう》した

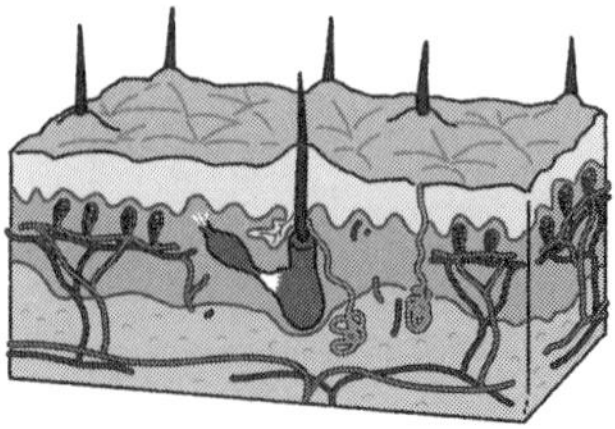

第《だい》4章《しょう》

思考《しこう》・運動《うんどう》・感覚《かんかく》を司《つかさど》る脳《のう》と感覚器《かんかくき》

考《かんが》えごとをしたり，外《そと》の世界《せかい》から入《はい》って来《く》る情報《じょうほう》を処理《しょり》したりするのは，脳《のう》です。一方《いっぽう》，匂《にお》いを感知《かんち》したり音《おと》を聞《き》いたりするのは，鼻《はな》や耳《みみ》などの感覚器《かんかくき》です。第《だい》4章《しょう》では，脳《のう》と感覚器《かんかくき》の構造《こうぞう》やしくみについてみていきます。

1 情報《じょうほう》のやりとりをする 神経細胞《しんけいさいぼう》

神経細胞《しんけいさいぼう》は情報《じょうほう》を伝《つた》える役目《やくめ》をしている

体《からだ》の中《なか》で，ほかの細胞《さいぼう》から受《う》け取《と》った情報《じょうほう》を別《べつ》の細胞《さいぼう》へと伝《つた》える連絡役《れんらくやく》をになっているのは，「神経細胞《しんけいさいぼう》」です。

神経《しんけい》には，脳《のう》と脊髄《せきずい》の「中枢神経《ちゅうすうしんけい》」と，中枢神《ちゅうすうしん》経《けい》と体《からだ》の各部分《かくぶぶん》を連絡《れんらく》する「末梢神経《まっしょうしんけい》」があります。末梢神経《まっしょうしんけい》には，筋肉《きんにく》につながる運動神経《うんどうしんけい》，内臓《ないぞう》につながる自律神経《じりつしんけい》，感覚器官《かんかくきかん》につながる知《ち》覚神経《かくしんけい》などがあります。

中枢《ちゅうすう》，末梢《まっしょう》のどちらの神経《しんけい》も，神経細胞《しんけいさいぼう》とそれを支《ささ》える支持細胞《しじさいぼう》で構成《こうせい》されています。

1 神経細胞《しんけいさいぼう》

イラストは，神経細胞《しんけいさいぼう》どうしがシナプスでつながっているところをえがいています。ほかの神経細胞《しんけいさいぼう》から情報《じょうほう》を受《う》けとる突起《とっき》は「樹状突起《じゅじょうとっき》」，情報《じょうほう》を送信《そうしん》する突起《とっき》は「軸索《じくさく》」といいます。

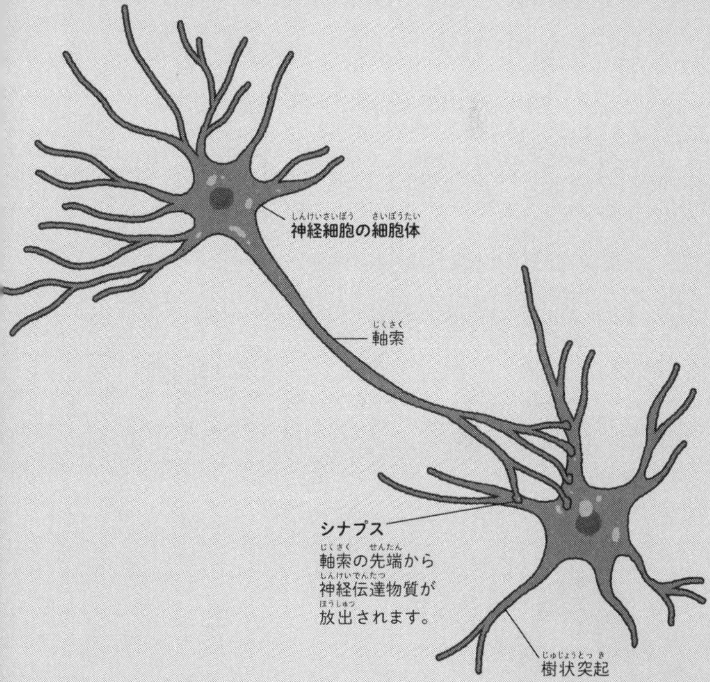

神経細胞《しんけいさいぼう》は，2種類《しゅるい》の突起《とっき》がのびた形《かたち》をしている

神経細胞《しんけいさいぼう》は核《かく》のある細胞体《さいぼうたい》から，樹状突起《じゅじょうとっき》と軸索《じくさく》（神経突起《しんけいとっき》）という2種類《しゅるい》の突起《とっき》がのびた形《かたち》をしています（117ページのイラスト）。樹状突《じゅじょうとっ》起《き》はほかの細胞《さいぼう》からの刺激《しげき》（情報《じょうほう》）を受《う》けとる突《とっ》起《き》で，軸索《じくさく》はほかの細胞《さいぼう》に刺激《しげき》を伝《つた》えます。

軸索《じくさく》とほかの細胞《さいぼう》との間《あいだ》は，刺激《しげき》の伝達《でんたつ》を行《おこな》う「シナプス」とよばれる特殊《とくしゅ》な構造《こうぞう》になっています。シナプスは神経細胞《しんけいさいぼう》どうしのつなぎ目《め》です。シナプスには，ほんのわずかなすき間《ま》があいていています。神経細胞《しんけいさいぼう》はシナプスのすき間《ま》に神《しん》経伝達物質《けいでんたつぶっしつ》を放出《ほうしゅつ》して，情報《じょうほう》を伝《つた》えあっています。

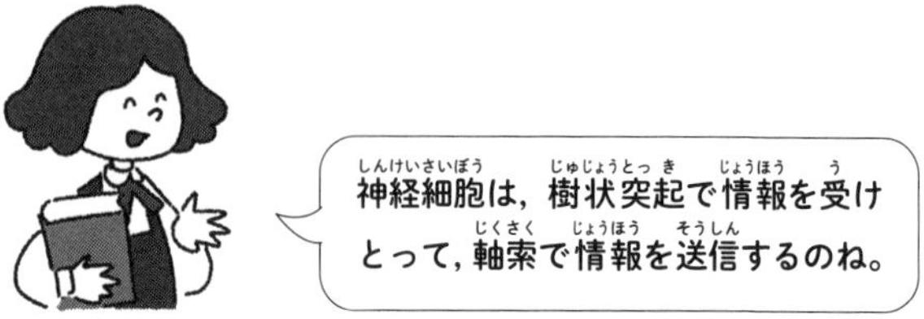
神経細胞《しんけいさいぼう》は，樹状突起《じゅじょうとっき》で情報《じょうほう》を受《う》けとって，軸索《じくさく》で情報《じょうほう》を送信《そうしん》するのね。

2 脳《のう》は，約《やく》20％のエネルギーを消費《しょうひ》する器官《きかん》

生命《せいめい》の維持《いじ》や運動《うんどう》，精神活動《せいしんかつどう》をつかさどる

私《わたし》たちの思考《しこう》や動《うご》きを制御《せいぎょ》するのは，脳《のう》です。このうち，ヒトでとくに発達《はったつ》が目《め》だつのが「大脳《だいのう》」です。その表層《ひょうそう》には，脳《のう》の全重量《ぜんじゅうりょう》の4～5割《わり》を占《し》める「大脳皮質《だいのうひしつ》」があり，視覚《しかく》，聴覚《ちょうかく》などの感覚情報《かんかくじょうほう》の処理《しょり》や，運動《うんどう》の指令《しれい》，精神活動《せいしんかつどう》が行《おこな》われます。そのほかに，大脳《だいのう》に包《つつ》まれた「間脳《かんのう》」やその下《した》にある「中脳《ちゅうのう》」と「橋《きょう》」，その背中側《せなかがわ》にある「小脳《しょうのう》」，脳《のう》と脊髄《せきずい》をつなぐ「延髄《えんずい》」があります。

脳《のう》にはそれぞれになっている役割《やくわり》があり，たとえば小脳《しょうのう》が損傷《そんしょう》すると，うまく歩《ある》けなくなります。小脳《しょうのう》が両足《りょうあし》の筋肉《きんにく》をタイミングよく交互《こうご》に収縮《しゅうしゅく》させるための指令《しれい》を調節《ちょうせつ》する中心《ちゅうしん》だからで

す。間脳《かんのう》はホルモンを出《だ》すなどして，消化《しょうか》や吸《きゅう》収《しゅう》，排泄《はいせつ》にかかわる臓器全体《ぞうきぜんたい》をコントロールしています。一方《いっぽう》，延髄《えんずい》は呼吸《こきゅう》や血液循環《けつえきじゅんかん》などをつかさどっています。

全身《ぜんしん》をめぐる血液《けつえき》の15%は脳《のう》へ

脳《のう》の重量《じゅうりょう》は，全体重《ぜんたいじゅう》の2～3%ほどです。しかし，心臓《しんぞう》が1回《かい》の拍動《はくどう》で送《おく》りだす血液《けつえき》のうち，約《やく》15%は脳《のう》へ送《おく》られます。**脳《のう》が消費《しょうひ》するエネルギーは多《おお》く，体《からだ》のエネルギー源《げん》となるグルコースの供給量《きょうきゅうりょう》の約《やく》20%を，脳《のう》が使《つか》っているといわれています。**

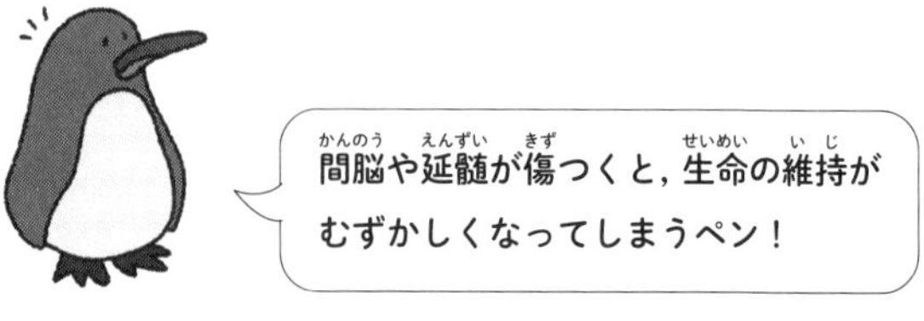
間脳《かんのう》や延髄《えんずい》が傷《きず》つくと，生命《せいめい》の維持《いじ》が
むずかしくなってしまうペン！

2 脳《のう》の構造《こうぞう》

下《した》のイラストは，成人《せいじん》の脳《のう》を構成《こうせい》する主要《しゅよう》なパーツです。脳《のう》の中心《ちゅうしん》で左右《さゆう》に切《き》りわけた，いわゆる右脳《うのう》（右大脳半球《みぎだいのうはんきゅう》）を，左《ひだり》の耳側《みみがわ》から見《み》たところです。

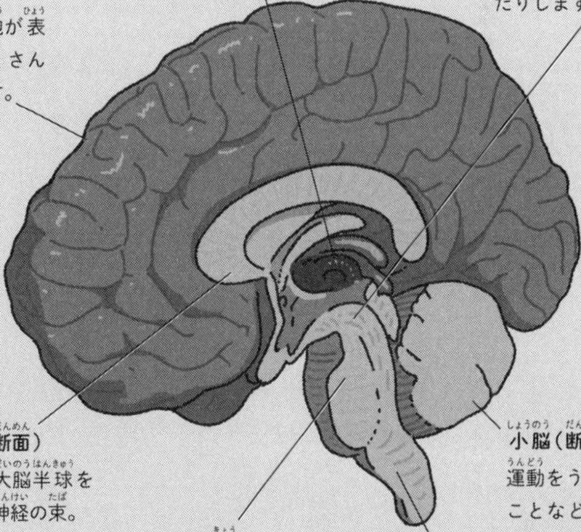

間脳《かんのう》
感覚情報《かんかくじょうほう》を中継《ちゅうけい》したり，内臓《ないぞう》の機能《きのう》をコントロールしたりします。視床《ししょう》と視床下部《ししょうかぶ》からなります。
中脳《ちゅうのう》
視覚《しかく》や聴覚《ちょうかく》の情報《じょうほう》を中継《ちゅうけい》したり，運《うん》動《どう》の制御《せいぎょ》にかかわったりします。
大脳《だいのう》
神経細胞《しんけいさいぼう》が表《ひょう》面《めん》にたくさんあります。
脳梁《のうりょう》（断面《だんめん》）
左右《さゆう》の大脳半球《だいのうはんきゅう》をつなぐ神経《しんけい》の束《たば》。
小脳《しょうのう》（断面《だんめん》）
運動《うんどう》をうまく行《おこな》うことなどにかかわります。
橋《きょう》
大脳《だいのう》や小脳《しょうのう》と脊髄《せきずい》をつなぐ，多《おお》くの神経《しんけい》線維《せんい》の中継点《ちゅうけいてん》や通《とお》り道《みち》になっています。
延髄《えんずい》
脳《のう》と脊髄《せきずい》をつなぎ，呼吸《こきゅう》や全身《ぜんしん》の血液《けつえき》の流《なが》れを調節《ちょうせつ》しています。

3 大脳《だいのう》は，領域《りょういき》ごとに専門分野《せんもんぶんや》をもっている

大脳《だいのう》の表面《ひょうめん》はしわだらけ

大脳《だいのう》を見《み》ると，その表面《ひょうめん》はしわだらけです。このしわは，さまざまな機能《きのう》をになうように大《おお》きく発達《はったつ》した1枚《まい》のシート（皮質《ひしつ》）を，頭骸骨《とうがいこつ》の内《うち》側《がわ》にある限《かぎ》られた空間《くうかん》におしこめた結果《けっか》です。

領域《りょういき》ごとに役割《やくわり》のことなる大脳《だいのう》皮質《ひしつ》

ドイツの解剖学者《かいぼうがくしゃ》コルビニアン・ブロードマン（1868～1918）は，大脳《だいのう》皮質《ひしつ》を観察《かんさつ》し，厚《あつ》みのちがいなどにもとづいて，ヒトの大脳《だいのう》を43の領《りょう》野《や》に区分《くぶん》した地図《ちず》を1909年《ねん》に発表《はっぴょう》しました。これは「ブロードマンの地図《ちず》」とよばれ，今《いま》でも脳《のう》の各部位《かくぶい》を指《さ》し示《しめ》すために使《つか》われています。123

3 脳《のう》の領域《りょういき》とはたらき

イラストは，左大脳半球《ひだりだいのうはんきゅう》（左脳《さのう》）の表面《ひょうめん》を，左《ひだり》の耳側《みみがわ》から見《み》たところです。前頭葉《ぜんとうよう》，頭頂葉《とうちょうよう》，後頭葉《こうとうよう》，側頭葉《そくとうよう》を色《いろ》分《わ》けしています。白《しろ》い点線《てんせん》は，ブロードマンの地図《ちず》の領《りょう》野《や》の境界線《きょうかいせん》です。

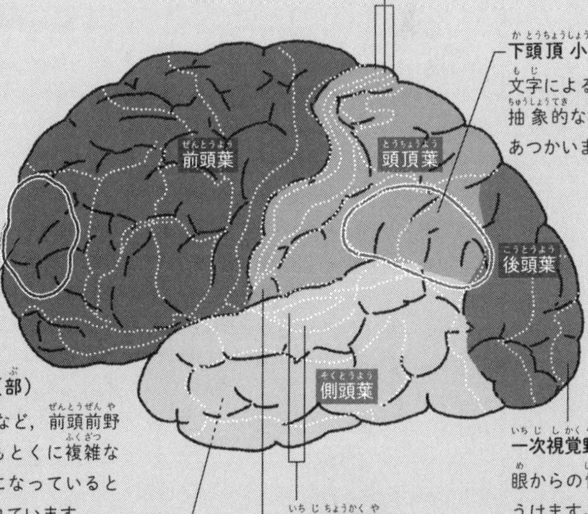
一次体性感覚野《いちじたいせいかんかくや》
皮膚《ひふ》や舌《した》・口《くち》（の動《うご》き）からの情報《じょうほう》をうけます。
下頭頂小葉《かとうちょうしょうよう》
文字《もじ》による，抽象的《ちゅうしょうてき》な概念《がいねん》をあつかいます。
前頭葉《ぜんとうよう》
頭頂葉《とうちょうよう》
後頭葉《こうとうよう》
側頭葉《そくとうよう》
前頭極《ぜんとうきょく》（部《ぶ》）
「推論《すいろん》」など，前頭前野《ぜんとうぜんや》の中《なか》でもとくに複雑《ふくざつ》な処理《しょり》をになっていると考《かんが》えられています。
一次視覚野《いちじしかくや》
眼《め》からの情報《じょうほう》をうけます。
一次聴覚野《いちじちょうかくや》
内耳《ないじ》から音《おと》の情報《じょうほう》をうけます。
一次嗅覚野《いちじきゅうかくや》
鼻《はな》からの情報《じょうほう》をうけます。
一次味覚野《いちじみかくや》
舌《した》や口《くち》からの情報《じょうほう》をうけます。

ページのイラストの白《しろ》い点線《てんせん》が，ブロードマンの地図《ちず》の領野《りょうや》の境界線《きょうかいせん》です。

大脳《だいのう》は，前頭葉《ぜんとうよう》，頭頂葉《とうちょうよう》，後頭葉《こうとうよう》，側頭葉《そくとうよう》の四《よっ》つの部位《ぶい》に大《おお》きく分《わ》けられます（123ページのイラストの塗《ぬ》り分《わ》け部分《ぶぶん》）。**触覚《しょっかく》，視覚《しかく》，聴覚《ちょうかく》など、それぞれの情報《じょうほう》が送《おく》られる領域《りょういき》は，大脳《だいのう》の表側《おもてがわ》にみえています。一方《いっぽう》，嗅覚《きゅうかく》と味覚《みかく》の情報《じょうほう》が送《おく》られる領域《りょういき》は，大脳皮質《だいのうひしつ》がおりたたまれた部分《ぶぶん》（溝《みぞ》の奥《おく》）にあります。**

大脳《だいのう》は，部位《ぶい》によって，はたらきが決《き》まっているんだね！

4 たくさんの神経《しんけい》の通《とお》り道《みち》，脊髄《せきずい》

脊髄《せきずい》は脳《のう》にかわって体《からだ》の制御《せいぎょ》も行《おこな》う

「脊髄《せきずい》」は，背骨《せぼね》の中《なか》にある中枢神経《ちゅうすうしんけい》です。脳《のう》とならんで，感覚器官《かんかくきかん》などからの情報《じょうほう》を処理《しょり》する，重要《じゅうよう》な役目《やくめ》をにないます。

脊髄《せきずい》が「中枢《ちゅうすう》」といわれるのは，脳《のう》にかわって体《からだ》のはたらきや運動《うんどう》の一部《いちぶ》を制御《せいぎょ》しているからです。私《わたし》たちは，熱《あつ》いものをさわったときに瞬時《しゅんじ》に手《て》をひっこめたり，膝頭《ひざがしら》の真下《ました》を叩《たた》いたとき足《あし》が前《まえ》に跳《は》ね上《あ》がったりします。この「反射《はんしゃ》」とよばれるしくみは，大脳《だいのう》とは無関係《むかんけい》に，意識《いしき》せずに行《おこな》われます。脊髄《せきずい》はこの反射《はんしゃ》をになっているのです。

脊髄《せきずい》からは，31対《つい》もの「脊髄神経《せきずいしんけい》」がのびる

中枢神経《ちゅうすうしんけい》（脳《のう》と脊髄《せきずい》）と，体《からだ》の各部《かくぶ》をつなぐ連《れん》絡網《らくもう》の役割《やくわり》をもつのが，「末梢神経《まっしょうしんけい》」です。脳《のう》からのびる末梢神経《まっしょうしんけい》を「脳神経《のうしんけい》」，脊髄《せきずい》からのびる末梢神経《まっしょうしんけい》を「脊髄神経《せきずいしんけい》」といいます。脊髄神経《せきずいしんけい》は，脊髄《せきずい》から左右《さゆう》に対《つい》になってのびており，全部《ぜんぶ》で31対《つい》もの脊髄神経《せきずいしんけい》が脊髄《せきずい》からのびています。

末梢神経《まっしょうしんけい》には，「体性神経《たいせいしんけい》」と「自律神経《じりつしんけい》」があります。さらに体性神経《たいせいしんけい》には，体《からだ》の各部《かくぶ》からの情報《じょうほう》を脳《のう》や脊髄《せきずい》に伝《つた》える「感覚神経《かんかくしんけい》」と，脳《のう》や脊《せき》髄《ずい》からの命令《めいれい》を体《からだ》の筋肉《きんにく》に伝《つた》える「運動神経《うんどうしんけい》」があります。

体性神経《たいせいしんけい》は，基本的《きほんてき》に意識《いしき》にのぼる活動《かつどう》を行《おこな》っています。一方《いっぽう》，自律神経《じりつしんけい》は，内臓《ないぞう》につながっており，無意識下《むいしきか》ではたらきます。

4 背骨《せぼね》を通《とお》る脊髄《せきずい》

イラストは，脳《のう》からつながる脊髄《せきずい》の構造《こうぞう》と，脊髄《せきずい》の一部《いちぶ》を拡大《かくだい》してえがいたものです。脊髄《せきずい》の左右《さゆう》には，31対《つい》の脊髄神経《せきずいしんけい》がのびています。

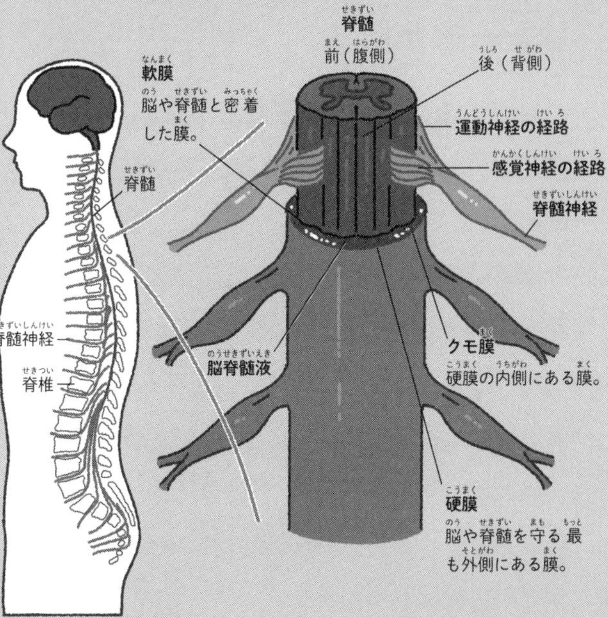

5 自律神経《じりつしんけい》が私《わたし》たちの体内環境《たいないかんきょう》をコントロール

自律神経《じりつしんけい》には，二《ふた》つの対照的《たいしょうてき》なはたらきがある

私《わたし》たちの体内《たいない》のさまざまな器官《きかん》は，「自律神《じりつしん》経《けい》」という神経《しんけい》によって，はたらきが調整《ちょうせい》されています。

自律神経《じりつしんけい》は，「交感神経《こうかんしんけい》」と「副交感神経《ふくこうかんしんけい》」という，二《ふた》つの対照的《たいしょうてき》なはたらきをもつ神経《しんけい》からなりたっています。二《ふた》つの神経《しんけい》は，多《おお》くの場合同《ばあいおな》じ臓器《ぞうき》につながっており，正反対《せいはんたい》の役割《やくわり》を果《は》たします。たとえば心臓《しんぞう》の場合《ばあい》，交感神経《こうかんしんけい》が活性化《かっせいか》すると心拍数《しんぱくすう》は上《あ》がり，逆《ぎゃく》に副交感神経《ふくこうかんしんけい》が活性化《かっせいか》すると心拍数《しんぱくすう》は下《さ》がります。

交感神経《こうかんしんけい》は，129ページのイラストのように脊《せき》髄《ずい》につながり，「交感神経幹《こうかんしんけいかん》」を形《かたち》づくっています。副交感神経《ふくこうかんしんけい》は，脳《のう》や脊髄《せきずい》の末端《まったん》のあたりから

5 自律神経《じりつしんけい》を介《かい》したストレス反応《はんのう》

ストレスを受《う》けると，交感神経系《こうかんしんけいけい》の神経細胞《しんけいさいぼう》が活性化《かっせいか》します。すると神経《しんけい》の末端《まったん》から「ノルアドレナリン」，副腎髄質《ふくじんずいしつ》から「アドレナリン」という物質《ぶっしつ》が放出《ほうしゅつ》されます。これらの物質《ぶっしつ》がさまざまな臓器《ぞうき》に影響《えいきょう》を与《あた》えます。

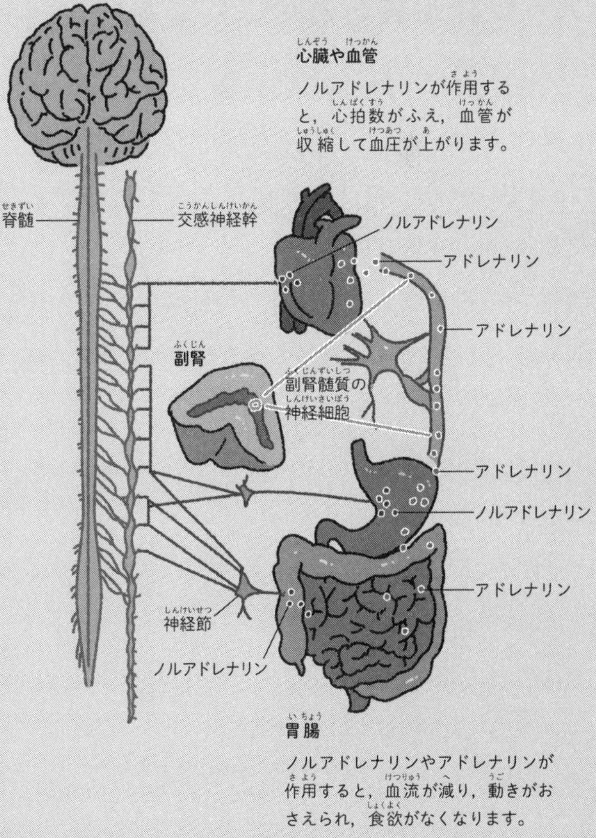

出《だ》ています（129ページのイラストには示《しめ》していません）。

交感神経《こうかんしんけい》の反応《はんのう》は，ストレスが去《さ》ると元《もと》にもどる

交感神経《こうかんしんけい》は，ストレスを感《かん》じると活発《かっぱつ》に活動《かつどう》します。全身《ぜんしん》の筋肉《きんにく》への血流《けつりゅう》をふやし，心拍数《しんぱくすう》を上《あ》げたり呼吸《こきゅう》をふやしたりします。その一方《いっぽう》で，交感神経《こうかんしんけい》は消化管《しょうかかん》などのはたらきをおさえ，血流量《けつりゅうりょう》を減《へ》らします。交感神経《こうかんしんけい》の反応《はんのう》は，ストレスに遭遇《そうぐう》して数秒《すうびょう》以内《いない》におき，ストレスが去《さ》るとすばやく元《もと》の状態《じょうたい》にもどります。

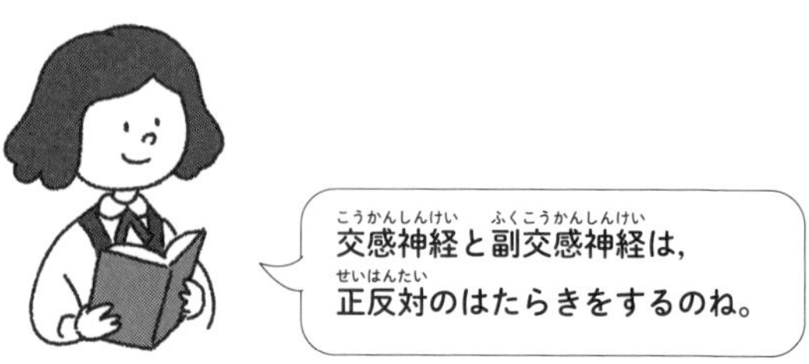
交感神経《こうかんしんけい》と副交感神経《ふくこうかんしんけい》は，
正反対《せいはんたい》のはたらきをするのね。

6　眼《め》には，1億画素《おくがそ》ものセンサーがそなわっている

眼《め》は，被写体《ひしゃたい》を点《てん》の集《あつ》まりとしてとらえる

眼《め》の役割《やくわり》は，光《ひかり》を感知《かんち》して電気信号《でんきしんごう》に変換《へんかん》することです。これは，デジタルカメラが被写体《ひしゃたい》から放《はな》たれた光《ひかり》を電気信号《でんきしんごう》に交換《こうかん》して記録《きろく》するのと同《おな》じことです。そしてどちらも，被写体《ひしゃたい》を点《てん》（画素《がそ》）の集《あつ》まりとしてとらえています。また，私《わたし》たちの眼《め》は，遠《とお》いものや近《ちか》いものに自在《じざい》にピントを合《あ》わせて，ものを見《み》ています。デジタルカメラが，自動《じどう》でピントを合《あ》わせる機能《きのう》をもっていることとよく似《に》ています。

6 眼球《がんきゅう》の構造《こうぞう》

イラストは，眼球《がんきゅう》の各部位《かくぶい》を分解《ぶんかい》してえがいています。眼球《がんきゅう》のまわりにあるのは筋肉《きんにく》です。これが，眼球《がんきゅう》の向《む》きを上下左右《じょうげさゆう》に動《うご》かします。

水晶体《すいしょうたい》

遠《とお》くを見《み》るときは薄《うす》く，近《ちか》くを見《み》るときは厚《あつ》く変形《へんけい》します。

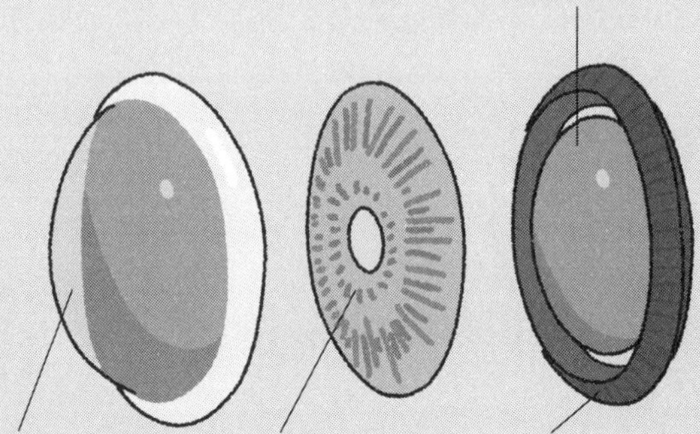

角膜《かくまく》

眼《め》全体《ぜんたい》の屈折力《くっせつりょく》の約《やく》65％をにないます。

虹彩《こうさい》

中央《ちゅうおう》の穴《あな》（瞳孔《どうこう》）の大《おお》きさをかえることで，眼《め》に入《はい》る光量《こうけい》を調節《ちょうせつ》。

毛様体《もうようたい》

水晶体《すいしょうたい》を変形《へんけい》させるはたらきのある筋肉《きんにく》。

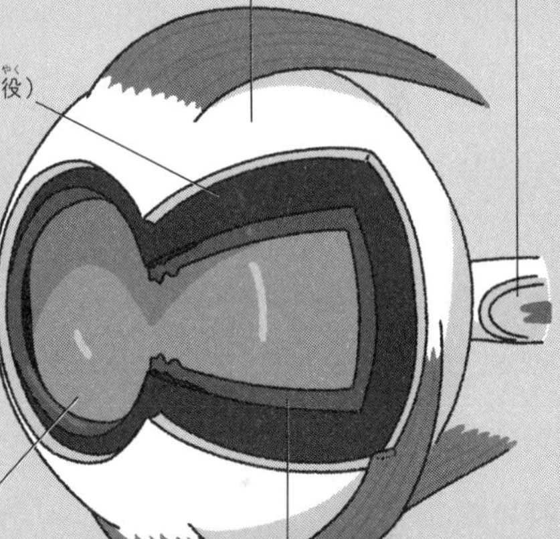
強膜《きょうまく》
眼球《がんきゅう》の最《もっと》も外側《そとがわ》の層《そう》。いわゆる白目《しろめ》部分《ぶぶん》。眼球《がんきゅう》の内部《ないぶ》を暗《くら》く保《たも》つとともに，眼全体《めぜんたい》の強度《きょうど》を維持《いじ》します。
視神経《ししんけい》
網膜《もうまく》がとらえた映像《えいぞう》を，電気信号《でんきしんごう》の形《かたち》で脳《のう》へ送《おく》ります。
脈絡膜《みゃくらくまく》
（栄養《えいよう》の供給役《きょうきゅうやく》）
硝子体《しょうしたい》
レンズで集《あつ》めた光《ひかり》を網膜《もうまく》まで透過《とうか》させる。ゼリーのようにやわらかい。血管《けっかん》もなく透明《とうめい》。保水力《ほすいりょく》を失《うしな》うと不透明《ふとうめい》になります。
網膜《もうまく》
光《ひかり》を受《う》け取《と》り電気信号《でんきしんごう》に変換《へんかん》する。複数《ふくすう》の種類《しゅるい》の神経細胞《しんけいさいぼう》がつながってできている。みずから画像処理《がぞうしょり》も行《おこな》います。

網膜《もうまく》でとらえられた映像《えいぞう》は視神経《ししんけい》を通《とお》って脳《のう》へ

眼《め》は，2枚《まい》のレンズをそなえています。被写体《ひしゃたい》からの光《ひかり》は，厚《あつ》さ0.6ミリメートルほどの薄《うす》くてかたい第《だい》1のレンズである「角膜《かくまく》」と，厚《あつ》みが変《か》わる第《だい》2のレンズである「水晶体《すいしょうたい》」によって曲《ま》げられます。自然《しぜん》な状態《じょうたい》では，水晶体《すいしょうたい》から約《やく》17ミリメートルほどはなれた場所《ばしょ》で光《ひかり》は焦点《しょうてん》を結《むす》びます。

光《ひかり》が焦点《しょうてん》を結《むす》ぶ場所《ばしょ》には，「網膜《もうまく》」があります。網膜全体《もうまくぜんたい》には，光《ひかり》を受《う》け取《と》る1億《おく》もの細胞《さいぼう》が並《なら》んでいます。つまり，眼《め》は，1億画素《おくがそ》のセンサーをもっているのです。

網膜《もうまく》でとらえられた映像《えいぞう》は，視神経《ししんけい》を通《とお》って脳《のう》へと伝《つた》えられます。

7 耳《みみ》に入《はい》った音《おと》は，20倍《ばい》に増幅《ぞうふく》される

三《みっ》つの骨《ほね》で音《おと》を増幅《ぞうふく》する

耳《みみ》で音《おと》を聞《き》くときは，音波《おんぱ》，すなわち空気《くうき》の振《しん》動《どう》が鼓膜《こまく》をふるわせます。鼓膜《こまく》のふるえは，鼓膜《こまく》の内側《うちがわ》にある三《みっ》つの小《ちい》さな骨《ほね》（ツチ骨《こつ》，キヌタ骨《こつ》，アブミ骨《こつ》）へ順《じゅん》に伝《つた》わり，耳《みみ》の奥《おく》の「内耳《ないじ》」へと伝《つた》えられます。

三《みっ》つの骨《ほね》は，振動《しんどう》を増幅《ぞうふく》させる役割《やくわり》をになっています。ツチ骨《こつ》とキヌタ骨《こつ》は，てこのように動《うご》くことで，鼓膜《こまく》の振動《しんどう》を約《やく》1.3倍《ばい》に増幅《ぞうふく》させます。さらに，アブミ骨《こつ》は，振動《しんどう》を小《ちい》さな面積《めんせき》に集《あつ》めることで，鼓膜《こまく》の振動《しんどう》を約《やく》17倍《ばい》に増幅《ぞうふく》させます。結局《けっきょく》，鼓膜《こまく》の振動《しんどう》はおよそ20倍《ばい》（約《やく》1.3×約《やく》17倍《ばい》）に増幅《ぞうふく》されます。

平衡感覚《へいこうかんかく》をになう部分《ぶぶん》と，聴覚《ちょうかく》をになう部分《ぶぶん》がある

聴覚《ちょうかく》や平衡感覚《へいこうかんかく》を感知《かんち》する部分《ぶぶん》は，内耳《ないじ》にあります。

内耳《ないじ》は，頭蓋骨《とうがいこつ》にあいた複雑《ふくざつ》な洞穴《どうけつ》部分《ぶぶん》に入《はい》っています。**内耳《ないじ》にある半円形《はんえんけい》をした三《みっ》つの「半規管《はんきかん》」と二《ふた》つの袋《ふくろ》（卵形嚢《らんけいのう》と球形嚢《きゅうけいのう》）が平衡感覚《へいこうかんかく》を，かたつむり（蝸牛《かぎゅう》）のような渦巻状《うずまきじょう》の「蝸牛管《かぎゅうかん》」が聴覚《ちょうかく》をになっています。**

138ページで，内耳《ないじ》のつくりをもっとくわしくみてみましょう。

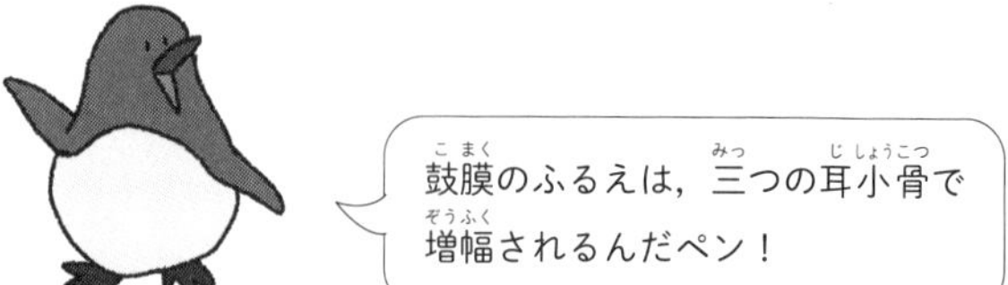
鼓膜《こまく》のふるえは，三《みっ》つの耳小骨《じしょうこつ》で増幅《ぞうふく》されるんだペン！

7 耳《みみ》の全体像《ぜんたいぞう》

耳《みみ》は，「外耳《がいじ》」「中耳《ちゅうじ》」「内耳《ないじ》」の三《みっ》つに分《わ》けられます。鼓膜《こまく》は，三《みっ》つの「耳小骨《じしょうこつ》」を介《かい》して内耳《ないじ》へつながっています。

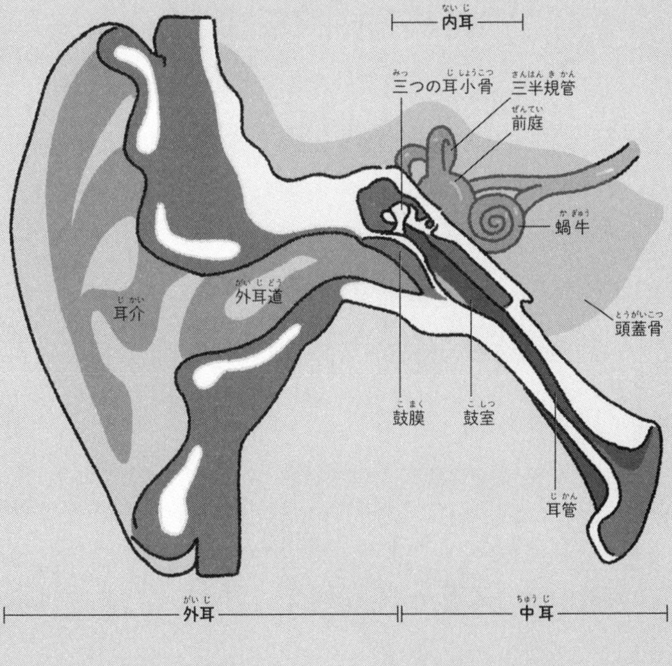

8 カタツムリ状《じょう》の蝸牛管《かぎゅうかん》で音《おと》をとらえる

音《おと》の振動《しんどう》がリンパ液《えき》に伝《つた》わる

内耳《ないじ》は，頭蓋骨《とうがいこつ》にあいた「骨迷路《こつめいろ》」という複雑《ふくざつ》な洞穴《どうけつ》の中《なか》に，「膜迷路《まくめいろ》」という器官《きかん》が入《はい》りこんだ構造《こうぞう》をしています。骨迷路《こつめいろ》は外《がい》リンパ液《えき》，膜迷路《まくめいろ》は内《ない》リンパ液《えき》で満《み》たされています。

音波《おんぱ》が鼓膜《こまく》を振動《しんどう》させると，その振動《しんどう》は耳小骨《じしょうこつ》で増幅《ぞうふく》され，外《がい》リンパ液《えき》に伝《つた》わります。そして外《がい》リンパ液《えき》の振動《しんどう》は，蝸牛《かぎゅう》へ伝《つた》わります。

音《おと》の高《たか》さごとに，振動《しんどう》する場所《ばしょ》が決《き》まっている

蝸牛《かぎゅう》は，上《うえ》から見《み》ると渦巻《うずま》き状《じょう》で，横《よこ》から見《み》るとソフトクリームのように積《つ》み重《かさ》なっています。

8 音《おと》をとらえる蝸牛《かぎゅう》のしくみ

イラストは，137ページの「内耳《ないじ》」の部分《ぶぶん》を拡大《かくだい》したものです。音《おと》の振動《しんどう》は，鼓膜《こまく》から矢印《やじるし》の方向《ほうこう》に進《すす》み，蝸牛《かぎゅう》の中心《ちゅうしん》でおりかえします。そして最後《さいご》は，鼓室窓《こしつそう》（第二鼓膜《だいにこまく》）にたどりつきます。

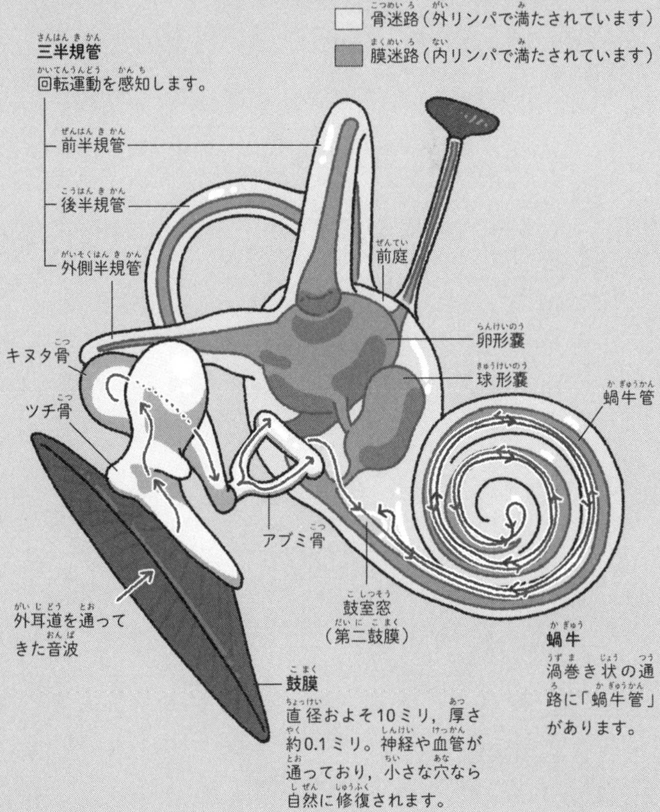

蝸牛《かぎゅう》の中《なか》にある蝸牛管《かぎゅうかん》には，感覚細胞《かんかくさいぼう》が並《なら》んでいます。鼓膜《こまく》から伝《つた》わる振動《しんどう》が蝸牛管《かぎゅうかん》をゆらすと，感覚細胞《かんかくさいぼう》が振動《しんどう》を電気信号《でんきしんごう》に変換《へんかん》して，脳《のう》へと送《おく》ります。

ヒトが2万《まん》ヘルツの高音《こうおん》から20ヘルツの低音《ていおん》までを聞《き》きわけられるのは，音《おと》の高《たか》さ（振動数《しんどうすう》）ごとに，振動《しんどう》する場所《ばしょ》が決《き》まっているからです。

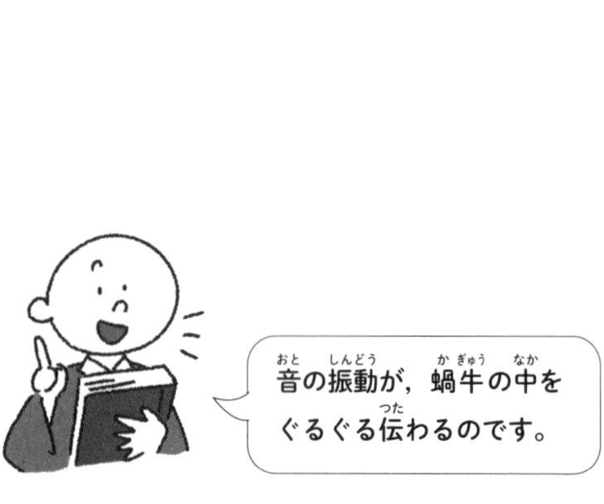
音《おと》の振動《しんどう》が，蝸牛《かぎゅう》の中《なか》をぐるぐる伝《つた》わるのです。

9 鼻《はな》は，切手《きって》1枚分《まいぶん》の領域《りょういき》でにおいを感知《かんち》する

鼻腔《びくう》の表面《ひょうめん》は，粘膜《ねんまく》におおわれている

直径《ちょっけい》1センチメートルほどの鼻《はな》の穴《あな》の奥《おく》には，奥行《おくゆ》き10センチメートル，容積《ようせき》10～15立方《りっぽう》センチメートル（10～15ミリリットル）の空間《くうかん》が広《ひろ》がっています。この空間《くうかん》が「鼻腔《びくう》」です。

鼻腔内《びくうない》の表面《ひょうめん》は粘膜《ねんまく》におおわれており，全体《ぜんたい》に毛細血管《もうさいけっかん》や鼻水《はなみず》の元《もと》を分泌《ぶんぴつ》する鼻腺《びせん》が分布《ぶんぷ》しています。空気《くうき》に熱《ねつ》と湿気《しっけ》を十分《じゅうぶん》あたえ，のどより奥《おく》が冷《ひ》えたり乾燥《かんそう》したりすることを防《ふせ》ぐためです。

鼻《はな》が，においを感《かん》じる部《ぶ》分《ぶん》は切《きっ》手《て》1枚《まい》分《ぶん》

鼻腔《びくう》をおおう粘膜《ねんまく》の表面積《ひょうめんせき》は，郵便《ゆうびん》はがき大《だい》の150平方《へいほう》センチメートルほどです。そのうち，においを感《かん》じる部分《ぶぶん》は，普通切手《ふつうきって》1枚《まい》の面積《めんせき》とほぼ同《おな》じ，5平方《へいほう》センチメートルほどにすぎません。鼻腔深《びくうふか》くの天井部《てんじょうぶ》にあたるわずかな領域《りょういき》にのみ，においの分子《ぶんし》を検知《けんち》する神経細胞《しんけいさいぼう》が分布《ぶんぷ》する「嗅《きゅう》粘膜《ねんまく》」があります。

ヒトは安静時《あんせいじ》に2秒《びょう》かけて鼻《はな》から息《いき》を吸《す》いこみ，3秒《びょう》かけて吐《は》くという周期《しゅうき》で呼吸《こきゅう》しています。このうち，においを感《かん》じることができるのは，吸《す》いこみはじめの1秒強《びょうきょう》だけだとされています。

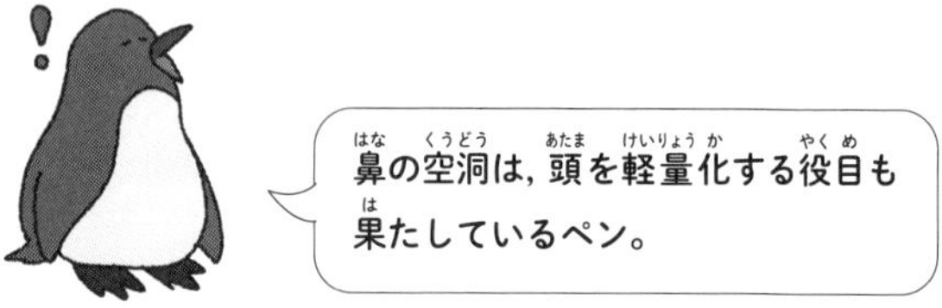
鼻《はな》の空洞《くうどう》は，頭《あたま》を軽量化《けいりょうか》する役目《やくめ》も果《は》たしているペン。

9 鼻腔《びくう》と副鼻腔《ふくびくう》

鼻腔《びくう》は，中央《ちゅうおう》の部分《ぶぶん》です。鼻腔《びくう》の周囲《しゅうい》には，複数《ふくすう》の副鼻腔《ふくびくう》があります。鼻腔《びくう》の左右《さゆう》にあるのが「前頭洞《ぜんとうどう》」と「上顎洞《じょうがくどう》」，奥《おく》にあるのが「蝶形骨洞《ちょうけいこつどう》」と「篩骨洞《しこつどう》」です。副鼻腔《ふくびくう》は，声《こえ》の反響《はんきょう》，衝撃《しょうげき》をやわらげるなどの役割《やくわり》をになっています。

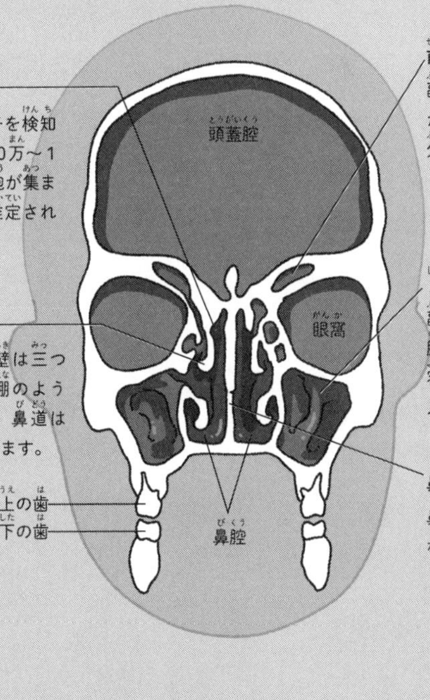
嗅粘膜《きゅうねんまく》
においの分子《ぶんし》を検知《けんち》します。2000万《まん》～1億個《おくこ》の嗅細胞《きゅうさいぼう》が集《あつ》まっていると推定《すいてい》されています。
頭蓋腔《とうがいくう》
前頭洞《ぜんとうどう》
副鼻腔《ふくびくう》の一《ひと》つ。まゆから眉間《みけん》にあたる部分《ぶぶん》の奥《おく》にあります。
鼻甲介《びこうかい》
鼻腔《びくう》の外側壁《がいそくへき》は三《みっ》つの鼻甲介《びこうかい》が棚《たな》のように突《つ》きだし，鼻道《びどう》は区切《くぎ》られています。
眼窩《がんか》
上顎洞《じょうがくどう》
副鼻腔《ふくびくう》の一《ひと》つ。副鼻腔《ふくびくう》の中《なか》で最《もっと》も広《ひろ》く，容積《ようせき》10立方《りっぽう》センチメートルはあります。
鼻中隔《びちゅうかく》
鼻腔《びくう》を左右《さゆう》にわける壁《かべ》。
上《うえ》の歯《は》
下《した》の歯《は》
鼻腔《びくう》

10 味《あじ》に敏感《びんかん》なのは，舌《した》の先《さき》と根元《ねもと》

味《あじ》の元《もと》になる物質《ぶっしつ》を検出《けんしゅつ》するのは「味蕾《みらい》」

舌《した》は基本的《きほんてき》にどの部分《ぶぶん》でも，①苦味《にがみ》，②酸味《さんみ》，③甘味《あまみ》もしくは塩味《えんみ》の順《じゅん》に敏感《びんかん》です。しかし味《あじ》の感《かん》じやすさ自体《じたい》は，舌《した》の場所《ばしょ》によってちがいがあります。**なぜなら，味《あじ》の元《もと》となる物質《ぶっしつ》を検知《けんち》する組織《そしき》が，舌全体《したぜんたい》にまんべんなく分布《ぶんぷ》しているわけではないからです。**

味《あじ》の元《もと》となる物質《ぶっしつ》を検出《けんしゅつ》する組織《そしき》は，「味蕾《みらい》」とよばれます。味蕾《みらい》は，40～70個《こ》の細胞《さいぼう》の集《しゅう》合体《ごうたい》で，物質《ぶっしつ》を検出《けんしゅつ》して神経《しんけい》へ信号《しんごう》を送《おく》る細胞《さいぼう》を含《ふく》んでいます。味蕾《みらい》は，舌《した》の先《さき》や根元付近《ねもとふきん》，側《そく》縁後方《えんこうほう》などに集《あつ》まっています。

味蕾《みらい》が最《もっと》も多《おお》いのは，舌《した》のつけ根付近《ねふきん》の突起《とっき》

舌《した》の上《うえ》にある味蕾《みらい》は，「舌乳頭《ぜつにゅうとう》」とよばれる突《とっ》起状《きじょう》の構造《こうぞう》に組《く》みこまれています。舌乳頭《ぜつにゅうとう》は4種類《しゅるい》あり，味蕾《みらい》が最《もっと》も多《おお》く集《あつ》まっている舌乳頭《ぜつにゅうとう》は，舌《した》のつけ根付近《ねふきん》にある「有郭乳頭《ゆうかくにゅうとう》」です。

有郭乳頭《ゆうかくにゅうとう》は10個前後《こぜんご》あり，一《ひと》つ一《ひと》つに200～250個《こ》もの味蕾《みらい》が集中《しゅうちゅう》しています。なお有郭乳《ゆうかくにゅう》頭《とう》は，舌《した》を思《おも》いきり前《まえ》に出《だ》して横《よこ》へ曲《ま》げるようにすれば見《み》えます。

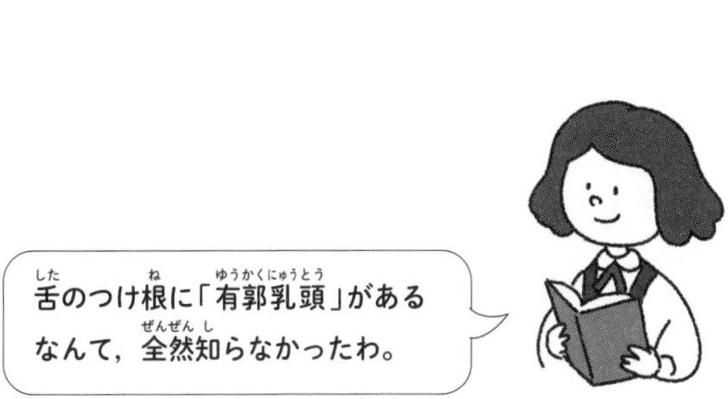
舌《した》のつけ根《ね》に「有郭乳頭《ゆうかくにゅうとう》」があるなんて，全然知《ぜんぜんし》らなかったわ。

10 のどや口《くち》の天井部《てんじょうぶ》でも味《あじ》わう

成人《せいじん》の味蕾《みらい》のうち約《やく》80%は舌《した》の上《うえ》にあります。残《のこ》り約《やく》20%は，のどや口内奥《こうないおく》の天井部《てんじょうぶ》のやわらかい部分《ぶぶん》（軟口蓋《なんこうがい》）にあります。

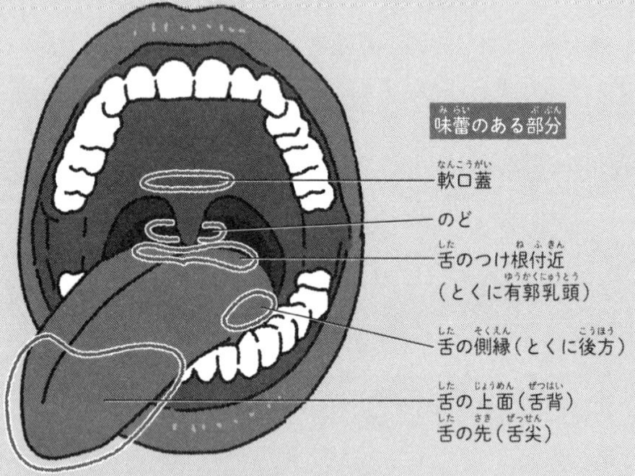

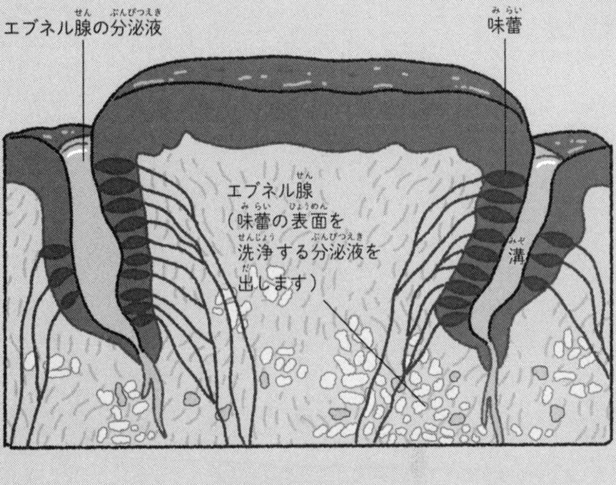

有郭乳頭《ゆうかくにゅうとう》

舌《した》のつけ根付近《ねふきん》に10個前後《こぜんご》が並《なら》んでいます。できもののように見《み》えるため，異常《いじょう》だと考《かんが》えてしまう人《ひと》もいます。1個《こ》の有郭乳頭《ゆうかくにゅうとう》に200をこす味蕾《みらい》が集《あつ》まっています。

トカゲには第三《だいさん》の目《め》がある

一部《いちぶ》のトカゲには，両目《りょうめ》の間《あいだ》にもう一《ひと》つの目《め》があります。第三《だいさん》の目《め》!?　とおどろかれた人《ひと》もいることでしょう。これは「頭頂眼《とうちょうがん》」とよばれるものです。ニホンカナヘビにも見《み》られるので，道端《みちばた》で出会《であ》ったら，額《ひたい》のあたりを観察《かんさつ》してみてください。

頭頂眼《とうちょうがん》は，見《み》た目《め》はほとんど目《め》だとわかりません。しかし水晶体《すいしょうたい》や網膜《もうまく》を備《そな》えるなど，本来《ほんらい》の目《め》とよく似《に》た構造《こうぞう》をもっています。**ただ頭頂眼《とうちょうがん》をもつトカゲは，この第三《だいさん》の目《め》で物《もの》を見《み》るのではなく，光《ひかり》を感知《かんち》して方向《ほうこう》や自分《じぶん》の位置《いち》を知《し》るのに役立《やくだ》てているとされています。**

頭頂眼《とうちょうがん》はトカゲのほかに，両生類《りょうせいるい》や魚類《ぎょるい》など原《げん》始的《してき》な脊椎動物《せきついどうぶつ》の一部《いちぶ》に多《おお》く見《み》られます。このことからかつては，ほかの生物《せいぶつ》は進化《しんか》の過程《かてい》で第三《だいさん》の目《め》をなくしたとか，生物《せいぶつ》はもともと一《ひと》つ目《め》だったものが二《ふた》つ目《め》に進化《しんか》したとする説《せつ》がありました。しかし近年《きんねん》では，第三《だいさん》の目《め》は，本来《ほんらい》の目《め》とはまったく別《べつ》の，独立《どくりつ》した器官《きかん》であると考《かんが》えられています。

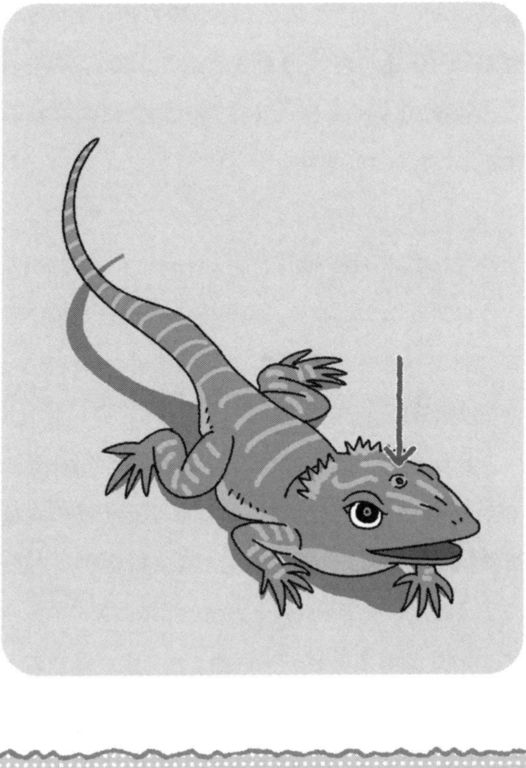

カメレオンの舌《した》は，超高速《ちょうこうそく》で飛《と》びだす

体長《たいちょう》よりずっと長《なが》くのびる舌《した》を使《つか》って，食物《しょくもつ》となる昆虫《こんちゅう》をつかまえるカメレオン。舌《した》を打《う》ちだす速度《そくど》はおどろくほど速《はや》く，**極小《ごくしょう》のカメレオンの一《いっ》種《しゅ》では，停止《ていし》した状態《じょうたい》から，わずか100分《ぶん》の1秒《びょう》で，時速《じそく》60マイル（時速約《じそくやく》97キロメートル）に達《たっ》するといわれています。**

カメレオンの長《なが》い舌《した》は，アコーディオンの蛇腹《じゃばら》のように折《お》りたたまれて，口《くち》の中《なか》に収納《しゅうのう》されています。舌《した》の中《なか》には「舌骨《ぜっこつ》」という棒状《ぼうじょう》の骨《ほね》があります。

カメレオンの舌《した》が飛《と》びだすしくみは，舌骨《ぜっこつ》に巻《ま》きついた「収縮筋《しゅうしゅくきん》」という筋肉《きんにく》をぎゅっと締《し》めつけて，「加速筋《かそくきん》」を前《まえ》に飛《と》びださせるというものです。ちょうど，ビー玉《たま》を親指《おやゆび》と人差《ひとさ》し指《ゆび》ではさんでおいて，力《ちから》を入《はい》れるとビー玉《たま》が押《お》されて飛《と》びだすのと同《おな》じです。舌《した》の先端《せんたん》がビー玉《たま》さながらに飛《と》びだしていくのです。

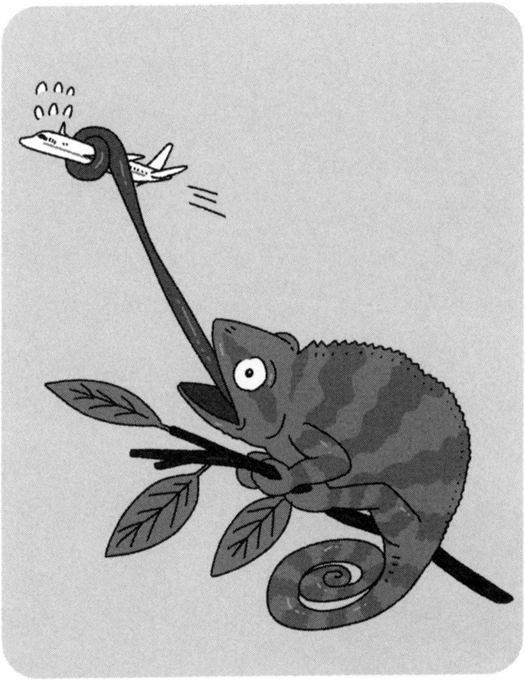

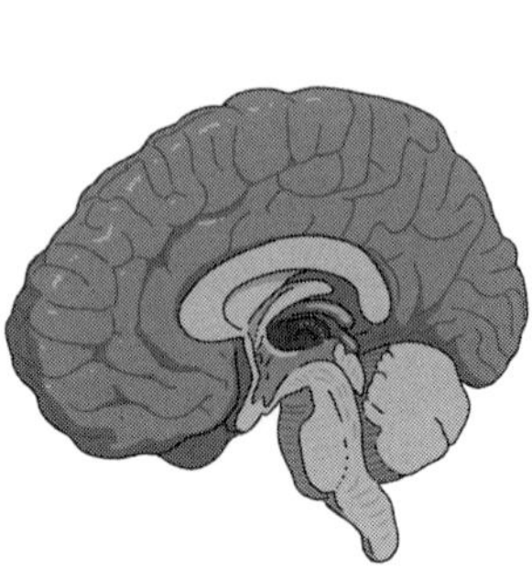

第《だい》5章《しょう》

体内《たいない》をかけめぐる血液《けつえき》

私《わたし》たちの体《からだ》に張《は》りめぐらされている，血《けっ》管《かん》やリンパ管《かん》には，生命《せいめい》の維持《いじ》に不可欠《ふかけつ》な血液《けつえき》・ホルモンが流《なが》れています。血管《けっかん》やリンパ管《かん》の中《なか》には，外敵《がいてき》と戦《たたか》う細胞《さいぼう》や，酸《さん》素《そ》を運《はこ》ぶ細胞《さいぼう》，掃除専門《そうじせんもん》の細胞《さいぼう》など，小《ちい》さくても大活躍《だいかつやく》する細胞《さいぼう》がたくさんいます。

1 多《おお》くの機能《きのう》をそなえた流《なが》れる臓器《ぞうき》，血液《けつえき》

血液《けつえき》は，液体《えきたい》と細胞成分《さいぼうせいぶん》からできている

血液《けつえき》は，体重《たいじゅう》のおよそ8％ほどを占《し》めています。体重《たいじゅう》が60キログラムの成人《せいじん》であれば，5キログラム弱《じゃく》（体積《たいせき》としては5リットル弱《じゃく》）が血液《けつえき》です。

血液《けつえき》は，黄色《きいろ》みを帯《お》びた液体《えきたい》の「血漿《けっしょう》」と，「細胞成分《さいぼうせいぶん》」からなります。血漿《けっしょう》は血液《けつえき》の体積《たいせき》の約《やく》55％を占《し》めており，その多《おお》くが水《みず》です。ただし血漿《けっしょう》の中《なか》には，栄養素《えいようそ》や体《からだ》のはたらきを調整《ちょうせい》する「ホルモン」など，重要《じゅうよう》な物質《ぶっしつ》が含《ふく》まれています。

一方《いっぽう》，残《のこ》りの45％の細胞成分《さいぼうせいぶん》とは，酸素《さんそ》を運《はこ》ぶ「赤血球《せっけっきゅう》」，体内《たいない》に侵入《しんにゅう》した外敵《がいてき》を退治《たいじ》する「白血球《はっけっきゅう》」，出血《しゅっけつ》を止《と》める「血小板《けっしょうばん》」です。血液《けつえき》

1 血漿《けっしょう》と細胞成分《さいぼうせいぶん》

血漿《けっしょう》の一部《いちぶ》は，血管《けっかん》のすき間《ま》を通《とお》って血管《けっかん》の内外《ないがい》を行《い》き来《き》しています。一方《いっぽう》，細胞成分《さいぼうせいぶん》のうちの赤血球《せっけっきゅう》と血小板《けっしょうばん》は，基本的《きほんてき》には血管《けっかん》の外《そと》に出《で》ることはありません。

血漿《けっしょう》

約《やく》91％は水《みず》で，残《のこ》りの大部分《だいぶぶん》はタンパク質《しつ》です。タンパク質《しつ》にはさまざまな種類《しゅるい》があり，血漿《けっしょう》の浸透圧《しんとうあつ》を保《たも》つアルブミン，止血《しけつ》の補助《ほじょ》をするフィブリノゲンなどが含《ふく》まれています。

細胞成分《さいぼうせいぶん》

赤血球《せっけっきゅう》

酸素《さんそ》を体《からだ》の各部《かくぶ》に運《はこ》ぶ役割《やくわり》をになっています。直径《ちょっけい》0.007～0.008ミリメートル（7～8マイクロメートル）で，直径《ちょっけい》0.005ミリメートル程度《ていど》のせまい毛細血管《もうさいけっかん》の中《なか》も，変形《へんけい》して通《とお》ることができます。

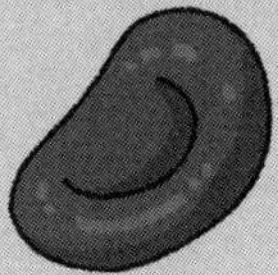

赤血球《せっけっきゅう》

白血球《はっけっきゅう》

体《からだ》に侵入《しんにゅう》した外敵《がいてき》を撃退《げきたい》する役割《やくわり》をになっています。大《おお》きさは0.006～0.03ミリメートル。大部分《だいぶぶん》は血管以外《けっかんいがい》の場所《ばしょ》にあり，血管《けっかん》の中《なか》にあるのは一部《いちぶ》です。

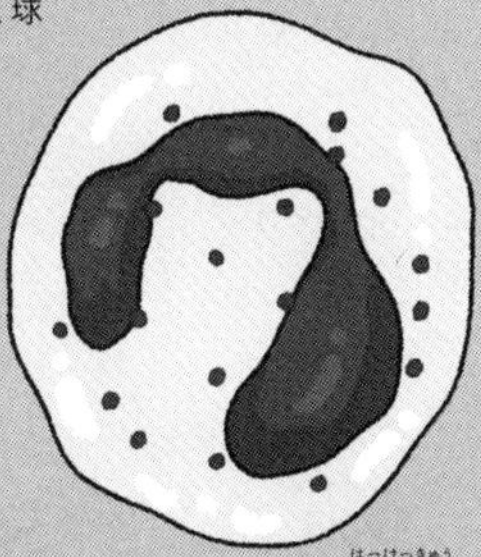

白血球《はっけっきゅう》

血小板《けっしょうばん》

出血《しゅっけつ》をとめる役割《やくわり》をになっています。大《おお》きさ0.002ミリメートル前後《ぜんご》の細胞《さいぼう》の断片《だんぺん》です。

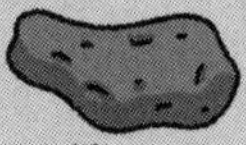

血小板《けっしょうばん》

が赤《あか》いのは，赤血球《せっけっきゅう》が赤《あか》いからです。

血液《けつえき》は体《からだ》の状態《じょうたい》を示《しめ》すバロメーター

血液《けつえき》の成分《せいぶん》は，私《わたし》たちが生命《せいめい》を維持《いじ》するために必要《ひつよう》不可欠《ふかけつ》なものです。そのため血液《けつえき》は，「流《なが》れる臓器《ぞうき》」とよばれることもあります。一般的《いっぱんてき》には，血液《けつえき》の25%が失《うしな》われると命《いのち》にかかわるといわれています。

全身《ぜんしん》をめぐる血液《けつえき》には，体《からだ》の各部《かくぶ》からさまざまな物質《ぶっしつ》が少《すこ》しずつ混《ま》ざりこんでいます。血液検査《けつえきけんさ》で体《からだ》の健康状態《けんこうじょうたい》がわかるのは，このためです。血液《けつえき》は体《からだ》の状態《じょうたい》を示《しめ》す，バロメーターなのです。

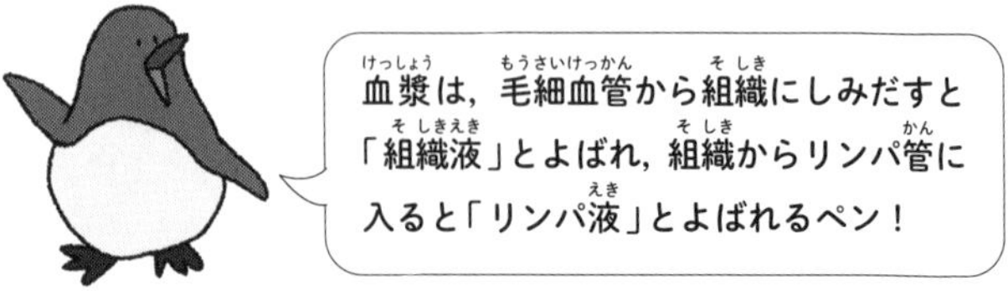
血漿《けっしょう》は，毛細血管《もうさいけっかん》から組織《そしき》にしみだすと「組織液《そしきえき》」とよばれ，組織《そしき》からリンパ管《かん》に入ると「リンパ液《えき》」とよばれるペン！

2 コレステロールで，血管《けっかん》が硬《かた》くなる

コレステロールが多《おお》すぎると，動脈硬化《どうみゃくこうか》がおきる

血液《けつえき》に含《ふく》まれるコレステロールは，細胞膜《さいぼうまく》の素《そ》材《ざい》などとして使《つか》われている物質《ぶっしつ》で，ヒトにとって必須《ひっす》の物質《ぶっしつ》です。しかし肥満《ひまん》や運動不足《うんどうぶそく》などによって血液中《けつえきちゅう》のコレステロールが多《おお》くなりすぎると，「動脈硬化《どうみゃくこうか》」がおきる可能性《かのうせい》が高《たか》くなります。

“掃除屋《そうじや》”マクロファージもお手《て》上《あ》げ

コレステロールは，血管《けっかん》の内壁《ないへき》の細胞《さいぼう》（内皮細胞《ないひさいぼう》）のすきまを通《とお》り，血管《けっかん》の壁《かべ》の中《なか》にたまっていく性質《せいしつ》があります。白血球《はっけっきゅう》の一種《いっしゅ》である「マクロファージ」は，これを“掃除《そうじ》”してくれます。

ところが血液中《けつえきちゅう》のコレステロールの濃度《のうど》が高《たか》

すぎると，コレステロールがどんどん壁《かべ》の中《なか》に入《はい》りこみ，マクロファージの掃除《そうじ》がおいつかなくなります。そしてコレステロールを食《た》べ過《す》ぎたマクロファージは，その場《ば》で死《し》んでしまいます。

するとコレステロールとマクロファージの死《し》骸《がい》が血管《けっかん》の壁《かべ》の中《なか》にどんどんたまってふくらみ，血管《けっかん》がかたくなって弾力《だんりょく》を失《うしな》います。これが動《どう》脈硬化《みゃくこうか》です。

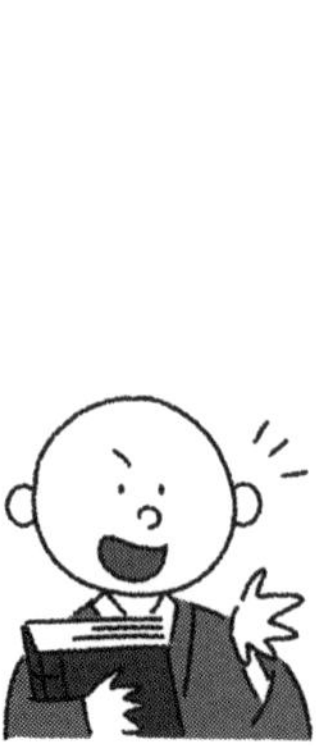

血管《けっかん》が閉塞《へいそく》すると，その血管《けっかん》を流れる血液《けつえき》から栄養《えいよう》を受《う》け取《と》っていた組織《そしき》が，栄養《えいよう》を受《う》け取《と》れなくなって壊死《えし》してしまう。この組織《そしき》の壊死《えし》を，「梗塞《こうそく》」というのです。

2 動脈硬化《どうみゃくこうか》で血管《けっかん》がつまる

動脈硬化《どうみゃくこうか》の状態《じょうたい》がつづくと，血管《けっかん》の中《なか》はせまくなります。さらに，血管《けっかん》の壁《かべ》が傷《きず》つく場合《ばあい》があります。すると応急処置《おうきゅうしょち》をほどこそうと血小板《けっしょうばん》が集《あつ》まり，血液《けつえき》の通《とお》り道《みち》はさらにせまくなり，最悪《さいあく》の場合《ばあい》は血管《けっかん》が完全《かんぜん》にふさがれます。これが「閉塞《へいそく》」です。

今《いま》にも閉塞《へいそく》をおこしそうな血管《けっかん》

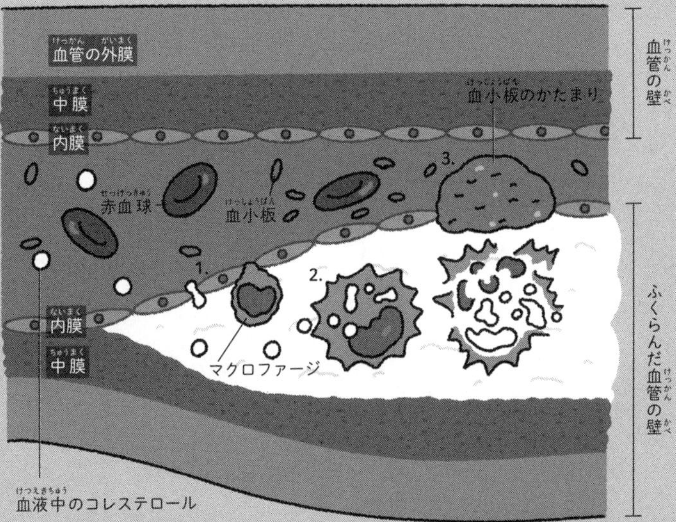

1. コレステロールは，血管《けっかん》の内壁《ないへき》から壁《かべ》の中《なか》へと入《はい》りこみます。

2. マクロファージの掃《そう》除《じ》がおいつかず，血《けっ》管《かん》の壁《かべ》の中《なか》にコレステロールやマクロファージの死骸《しがい》がたまっていきます。

3. 血小板《けっしょうばん》が傷《きず》ついた血《けっ》管《かん》の壁《かべ》をふさごうとします。つまりかけていたところにふたをするので，血管《けっかん》が完全《かんぜん》につまります。

3 血球《けっきゅう》は，骨《ほね》の中《なか》で つくられる

1種類《しゅるい》の細胞《さいぼう》から赤血球《せっけっきゅう》，白血球《はっけっきゅう》，血小板《けっしょうばん》ができる

血液《けつえき》に含《ふく》まれる赤血球《せっけっきゅう》，白血球《はっけっきゅう》，血小板《けっしょうばん》は，「骨髄《こつずい》」でつくられています。骨髄《こつずい》とは，骨《ほね》の内《ない》部《ぶ》にある赤黒《あかぐろ》い部分《ぶぶん》のことです。骨髄《こつずい》は，全身《ぜんしん》の骨《ほね》の中《なか》にあります。

成人《せいじん》の体《からだ》で血球《けっきゅう》をつくっているのは，脊椎骨《せきついこつ》，肋骨《ろっこつ》，骨盤《こつばん》など，一部《いちぶ》の骨髄《こつずい》（赤色骨髄《せきしょくこつずい》）のみです。これらの骨髄《こつずい》には，「造血幹細胞《ぞうけつかんさいぼう》」とよばれる細胞《さいぼう》が多数存在《たすうそんざい》しています。**似《に》ても似《に》つかない姿《すがた》をしている赤血球《せっけっきゅう》，白血球《はっけっきゅう》，血小板《けっしょうばん》は，実《じつ》はすべて1種類《しゅるい》の造血幹細胞《ぞうけつかんさいぼう》からつくられたものです。**

造血幹細胞《ぞうけつかんさいぼう》は，161ページのイラストのようにどんどん分化《ぶんか》していきます。あるものは血小板《けっしょうばん》

3 造血幹細胞《ぞうけつかんさいぼう》が分化《ぶんか》するようす

1種類《しゅるい》の造血幹細胞《ぞうけつかんさいぼう》からさまざまな細胞《さいぼう》に分化《ぶんか》していきます。分化《ぶんか》した細胞《さいぼう》は血管《けっかん》のすき間《ま》を通《とお》ってなかに入《はい》っていきます。

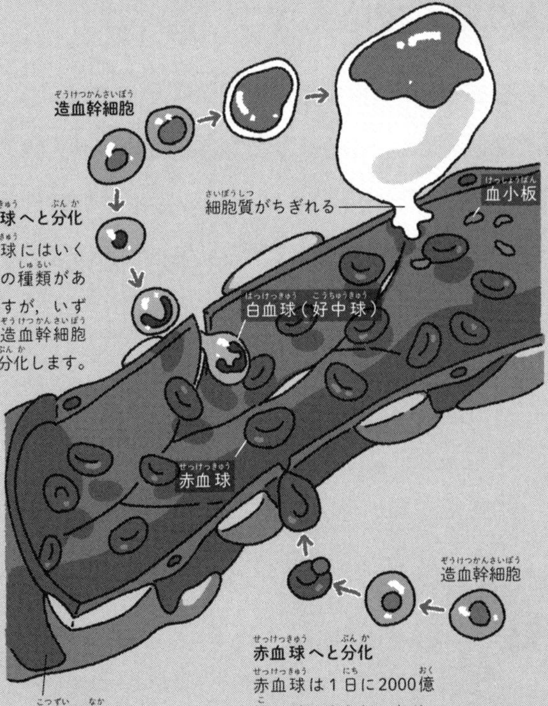
血小板《けっしょうばん》へと分化《ぶんか》
造血幹細胞《ぞうけつかんさいぼう》から巨大《きょだい》な「巨核球《きょかくきゅう》」へと分《ぶん》化《か》したあと，ちぎれながら毛細血管《もうさいけっかん》へと入《はい》りこみ，血小板《けっしょうばん》になります。
造血幹細胞《ぞうけつかんさいぼう》
細胞質《さいぼうしつ》がちぎれる
血小板《けっしょうばん》
白血球《はっけっきゅう》へと分化《ぶんか》
白血球《はっけっきゅう》にはいくつもの種類《しゅるい》がありますが，いずれも造血幹細胞《ぞうけつかんさいぼう》から分化《ぶんか》します。
白血球《はっけっきゅう》(好中球《こうちゅうきゅう》)
赤血球《せっけっきゅう》
造血幹細胞《ぞうけつかんさいぼう》
赤血球《せっけっきゅう》へと分化《ぶんか》
赤血球《せっけっきゅう》は1日《にち》に2000億《おく》個《こ》ほどつくられており，寿命《じゅみょう》は約《やく》120日《にち》です。
骨髄《こつずい》の中《なか》の毛細血管《もうさいけっかん》

に，あるものは赤血球《せっけっきゅう》になるのです。

なお，血球《けっきゅう》をつくらなくなった骨髄《こつずい》は，脂肪《しぼう》におきかわってしまい，黄色骨髄《おうしょくこつずい》とよばれます。

毛細血管《もうさいけっかん》の壁《かべ》のすき間《ま》から入《はい》りこんでいく

造血幹細胞《ぞうけつかんさいぼう》から分化《ぶんか》して成熟《せいじゅく》した赤血球《せっけっきゅう》，白血《はっけっ》球《きゅう》，血小板《けっしょうばん》は，骨髄《こつずい》の中《なか》にある毛細血管《もうさいけっかん》へと入《はい》りこみます。骨髄中《こつずいちゅう》の毛細血管《もうさいけっかん》の壁《かべ》には比較的大《ひかくてきおお》きなすき間《ま》があり，そこから血管内《けっかんない》に入《はい》ることができるのです。

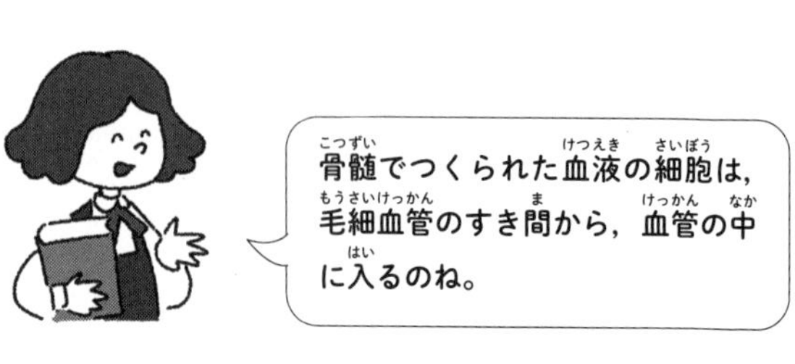
骨髄《こつずい》でつくられた血液《けつえき》の細胞《さいぼう》は，毛細血管《もうさいけっかん》のすき間《ま》から，血管《けっかん》の中《なか》に入《はい》るのね。

4 特定《とくてい》の細胞《さいぼう》に向《む》けて送《おく》られる“メール”，ホルモン

ホルモンは，特定《とくてい》の器官《きかん》や細胞《さいぼう》に作用《さよう》する物質《ぶっしつ》

私《わたし》たちの体《からだ》の調子《ちょうし》は，「ホルモン」によって調《ちょう》整《せい》されています。ホルモンとは，血流《けつりゅう》にのって特定《とくてい》の器官《きかん》や細胞《さいぼう》に作用《さよう》する物質《ぶっしつ》のことです。

特定《とくてい》の細胞《さいぼう》に直接信号《ちょくせつしんごう》を送《おく》る神経《しんけい》を“有線電《ゆうせんでん》話《わ》”にたとえるなら，ホルモンは特定《とくてい》の細胞《さいぼう》に送《おく》られる“メール”だといえるでしょう。ホルモン分泌《ぶんぴつ》を通《つう》じて体内環境《たいないかんきょう》を安定《あんてい》に保《たも》つ役割《やくわり》をになうしくみは「内分泌系《ないぶんぴつけい》」とよばれています。

下垂体《かすいたい》は数種類《すうしゅるい》のホルモンを分泌《ぶんぴつ》する

ホルモンを分泌《ぶんぴつ》する細胞《さいぼう》はいろいろな器官《きかん》にあります。とくにホルモン分泌《ぶんぴつ》を専門《せんもん》とする独立《どくりつ》した器官《きかん》としては，視床下部直下《ししょうかぶちょっか》にある「下垂体《かすいたい》」や，のどのあたりにある「甲状腺《こうじょうせん》」，腎臓《じんぞう》の上《うえ》にのった「副腎《ふくじん》」などがあります。

数《かず》ある“ホルモン工場《こうじょう》”のなかでも，下垂体《かすいたい》は別格《べっかく》です。なぜなら，「刺激《しげき》ホルモン」とよばれる数種類《すうしゅるい》のホルモンを分泌《ぶんぴつ》することによって，はなれたところにある別《べつ》のホルモン工場《こうじょう》のはたらきをあやつっているからです。つまり，下垂体《かすいたい》は，ホルモン社会《しゃかい》の司令塔《しれいとう》なのです。

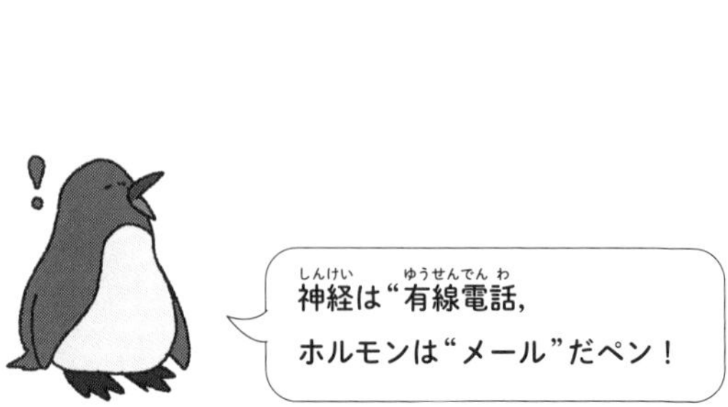
神経《しんけい》は“有線電話《ゆうせんでんわ》，
ホルモンは“メール”だペン！

4 ホルモンを分泌《ぶんぴつ》する副腎《ふくじん》

イラストは，腎臓《じんぞう》の上《うえ》にある副腎《ふくじん》を拡大《かくだい》してえがいたものです。副腎《ふくじん》の中《なか》は「髄質《ずいしつ》」と「皮質《ひしつ》」の2層《そう》に分《わ》かれていて，それぞれ種類《しゅるい》のことなるホルモンを分泌《ぶんぴつ》します。

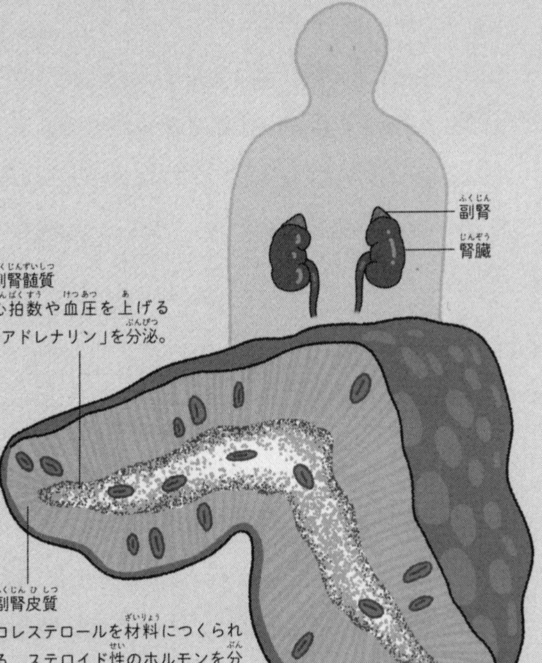
副腎《ふくじん》
腎臓《じんぞう》
副腎髄質《ふくじんずいしつ》
心拍数《しんぱくすう》や血圧《けつあつ》を上《あ》げる「アドレナリン」を分泌《ぶんぴつ》。
副腎皮質《ふくじんひしつ》
コレステロールを材料《ざいりょう》につくられる，ステロイド性《せい》のホルモンを分《ぶん》泌《ぴつ》。血圧《けつあつ》を上昇《じょうしょう》させる方向《ほうこう》にはたらく「アルドステロン」，血糖値《けっとうち》を上《あ》げたり炎症《えんしょう》をしずめたりする「コルチゾール」，性《せい》ホルモンの「アンドロゲン」の三種類《さんしゅるい》があります。

焼《や》き肉《にく》で，
内臓《ないぞう》はなぜホルモン？

焼《や》き肉屋《にくや》では，内臓系《ないぞうけい》の肉《にく》を「ホルモン」とよびます。**もともとは食《た》べずに捨《す》てていた部分《ぶぶん》だから，大阪弁《おおさかべん》の「放《ほう》るもん」から「ホルモン」という名《な》がついたという話《はなし》をよく耳《みみ》にします。しかし，これは俗説《ぞくせつ》といわれています。**では，本当《ほんとう》の由来《ゆらい》は何《なん》なのでしょう？

「ホルモン料理《りょうり》」という名前《なまえ》が使《つか》われはじめたのは，大正中期《たいしょうちゅうき》ごろからといわれています。当時《とうじ》は，内臓《ないぞう》だけでなく納豆《なっとう》や長芋《ながいも》なども含《ふく》めて，滋養強《じようきょう》壮《そう》によいとされる食《た》べ物《もの》をホルモン料理《りょうり》とよんでいました。**ところが途中《とちゅう》から，ホルモン（内分泌物《ないぶんぴつぶっ》質《しつ》）を含《ふく》んだ獣《けもの》や魚《さかな》の内臓《ないぞう》だけをホルモン料理《りょうり》とよぼうという声《こえ》が出《で》てきたのです。**

そして，豚《ぶた》や牛《うし》の大腸《だいちょう》や小腸《しょうちょう》を焼《や》いた料理《りょうり》を指《さ》す，「ホルモン焼《や》き」という言葉《ことば》だけが残《のこ》ったようです。

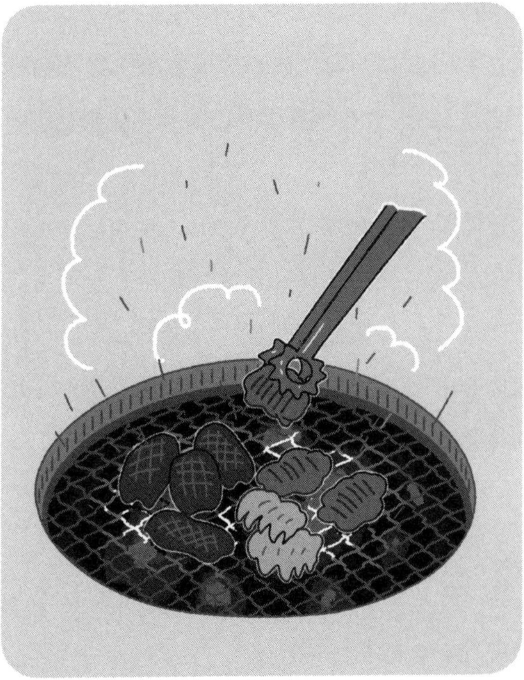

5 外敵《がいてき》から体《からだ》を守《まも》る防衛隊《ぼうえいたい》，免疫《めんえき》

のどの痛《いた》みや鼻水《はなみず》は，免疫細胞《めんえきさいぼう》が戦《たたか》っている証《あかし》

私《わたし》たちの体《からだ》は，常《つね》に病原体《びょうげんたい》などの外敵《がいてき》と戦《たたか》っています。戦《たたか》っているのは，主《おも》に「免疫細胞《めんえきさいぼう》」です。

たとえば，のどの痛《いた》みや鼻水《はなみず》は，免疫細胞《めんえきさいぼう》たちが体《からだ》に侵入《しんにゅう》した病原体《びょうげんたい》に徹底抗戦《てっていこうせん》をしかけている証《あかし》です。もし私《わたし》たちが免疫《めんえき》システムという防《ぼう》御機構《ぎょきこう》をもっていなかったら，すぐに侵入《しんにゅう》した病原体《びょうげんたい》にやられてしまうでしょう。

免疫《めんえき》システムは２段階《だんかい》

哺乳類《ほにゅうるい》の免疫《めんえき》システムは，主《おも》に「白血球《はっけっきゅう》」とよばれる細胞《さいぼう》によってなりたっています。白血球《はっけっきゅう》

には，「マクロファージ」「樹状細胞《じゅじょうさいぼう》」「好中球《こうちゅうきゅう》」「T細胞《さいぼう》」「B細胞《さいぼう》」など，いくつもの種類《しゅるい》があります。

免疫《めんえき》システムは二《ふた》つあります。一《ひと》つは「自然免《しぜんめん》疫《えき》」といい，生《う》まれたときから自然《しぜん》に備《そな》わっている免疫《めんえき》です。もう一《ひと》つは「獲得免疫《かくとくめんえき》」といいます。

獲得免疫《かくとくめんえき》は，一度《いちど》侵入《しんにゅう》されて，撃退《げきたい》したことのある病原体《びょうげんたい》の情報《じょうほう》を細胞《さいぼう》が記憶《きおく》しておく免疫《めんえき》です。獲得《かくとく》した病原体《びょうげんたい》の情報《じょうほう》があれば，同《おな》じ病《びょう》原体《げんたい》が侵入《しんにゅう》してきたとき，いち早《はや》く攻撃《こうげき》を開始《かいし》できます。

予防接種《よぼうせっしゅ》は，獲得免疫《かくとくめんえき》を利用《りよう》したものだよ。病気《びょうき》にかかる前《まえ》に，毒性《どくせい》を弱《よわ》めた病原体《びょうげんたい》や病原体《びょうげんたい》の一部《いちぶ》などを注射《ちゅうしゃ》して，病原体《びょうげんたい》の情報《じょうほう》を免疫《めんえき》細胞《さいぼう》に記憶《きおく》させるのです！

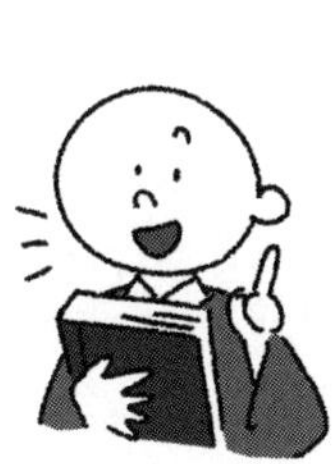

5 免疫細胞《めんえきさいぼう》の種類《しゅるい》

免疫細胞《めんえきさいぼう》は，いろいろな種類《しゅるい》があります。ここには，代表的《だいひょうてき》な免疫細胞《めんえきさいぼう》をえがきました。

自然免疫《しぜんめんえき》ではたらく主《おも》な細胞《さいぼう》

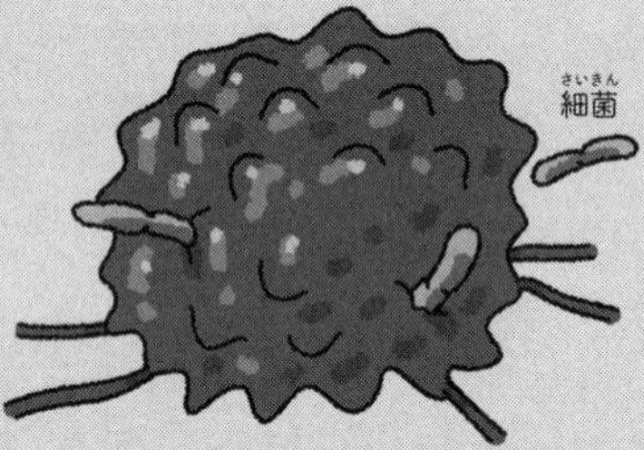

マクロファージ

細菌《さいきん》などの病原体《びょうげんたい》や，こわれたり古《ふる》くなったりした細胞《さいぼう》を飲《の》みこみ，消化《しょうか》します。

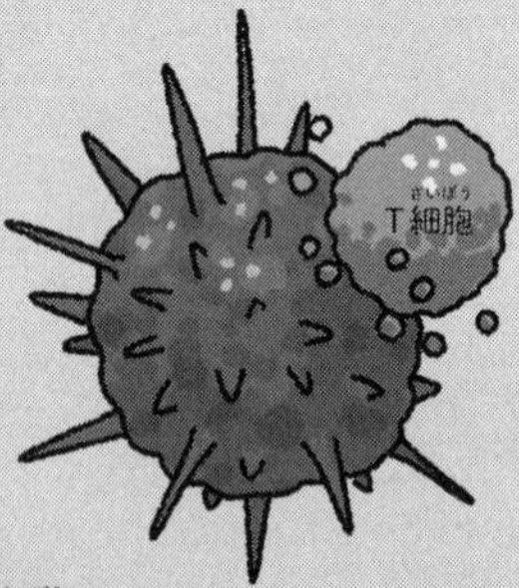

樹状細胞《じゅじょうさいぼう》

病原体《びょうげんたい》を飲《の》みこみ，消化《しょうか》した病原体《びょうげんたい》の一部《いちぶ》をT細胞《さいぼう》に提示《ていじ》する役割《やくわり》もになっています。

獲得免疫《かくとくめんえき》ではたらく主《おも》な細胞《さいぼう》

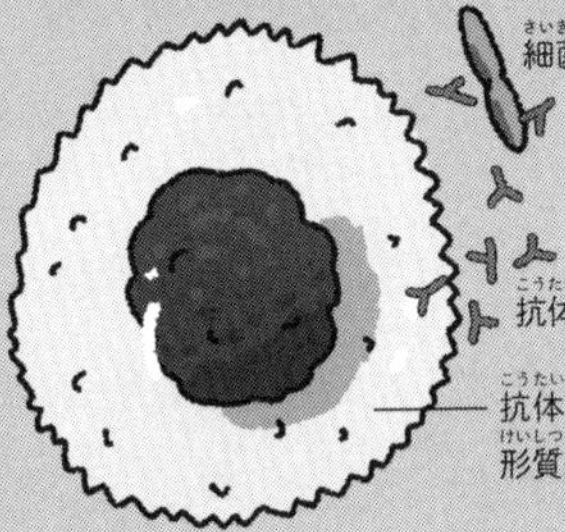

B細胞《さいぼう》

B細胞《さいぼう》は病原体《びょうげんたい》の記憶《きおく》をする「記憶《きおく》B細胞《さいぼう》」と，抗体《こうたい》をつくって戦《たたか》う「形質細胞《けいしつさいぼう》」に分《わ》かれます。

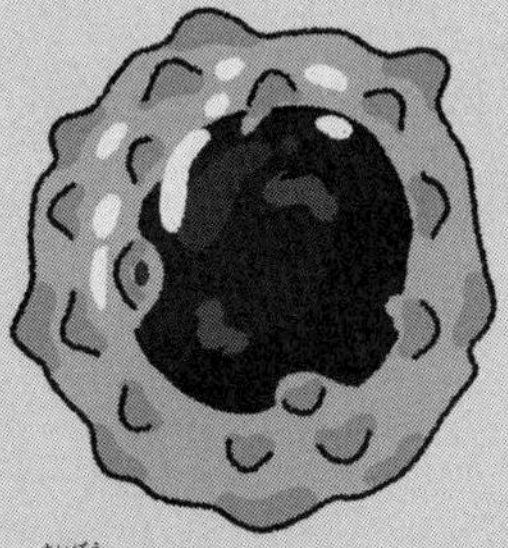

キラーT細胞《さいぼう》

細菌《さいきん》・ウイルスなどの病原体《びょうげんたい》が感染《かんせん》した自己細《じこさい》胞《ぼう》や，がん化《か》した自己細胞《じこさいぼう》を見《み》つけて，殺《ころ》すはたらきをもちます。

6 免疫《めんえき》は，胸腺《きょうせん》や骨髄《こつずい》で訓練《くんれん》される

あらかじめ膨大《ぼうだい》な種類《しゅるい》が用意《ようい》されるリンパ球《きゅう》

免疫細胞《めんえきさいぼう》のうちT細胞《さいぼう》やB細胞《さいぼう》は，特定《とくてい》の物質《ぶっしつ》に結合《けつごう》する「抗体」という武器《ぶき》をつくって，体《からだ》を攻撃《こうげき》してくる病原体《びょうげんたい》（抗原《こうげん》）に対応《たいおう》します。

T細胞《さいぼう》やB細胞《さいぼう》は，一《ひと》つの細胞《さいぼう》につき，抗原《こうげん》に対《たい》する受容体《じゅようたい》や抗体《こうたい》を1種類《しゅるい》しかつくることができません。ですから，どんな種類《しゅるい》の病原体《びょうげんたい》にも反応《はんのう》できるように，T細胞《さいぼう》やB細胞《さいぼう》は，あらかじめ膨大《ぼうだい》な種類《しゅるい》が用意《ようい》されています。

T細胞《さいぼう》は「胸腺《きょうせん》」，B細胞《さいぼう》は「骨髄《こつずい》」で分化《ぶんか》

T細胞《さいぼう》は，骨髄《こつずい》である程度《ていど》まで分化《ぶんか》した後《あと》，血《けつ》液《えき》にのって運《はこ》ばれ，「胸腺《きょうせん》」の中《なか》でことなる種類《しゅるい》の病原体《びょうげんたい》と反応《はんのう》する細胞《さいぼう》に分化《ぶんか》します。一方《いっぽう》，B細胞《さいぼう》は，「骨髄《こつずい》」の中《なか》で，ことなる種類《しゅるい》の病原体《びょうげんたい》と反応《はんのう》する細胞《さいぼう》に分化《ぶんか》します。

分化《ぶんか》したT細胞《さいぼう》やB細胞《さいぼう》は，自己《じこ》を敵《てき》だと誤《あやま》って認識《にんしき》し攻撃《こうげき》してしまうことがないよう，選《えら》びぬく必要《ひつよう》があります。T細胞《さいぼう》は胸腺《きょうせん》で，B細胞《さいぼう》は骨《こつ》髄《ずい》などで，自己《じこ》に反応《はんのう》してしまう細胞《さいぼう》を除去《じょきょ》する「選択《せんたく》」が行《おこな》われます。

あらかじめどんな種類《しゅるい》の病原体《びょうげんたい》にも
反応《はんのう》できるようにしておくなんて，
ほんとうにものすごい種類《しゅるい》のT細胞《さいぼう》
やB細胞《さいぼう》が用意《ようい》されているんだね。

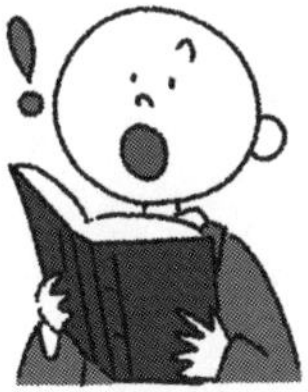

6 抗原《こうげん》に一致《いっち》したものだけふえる

T細胞《さいぼう》やB細胞《さいぼう》は，それぞれことなる種類《しゅるい》の受容体《じゅようたい》や抗体《こうたい》をもっています。B細胞《さいぼう》は，侵入《しんにゅう》してきた病原体《びょうげんたい》（抗原《こうげん》）を認識《にんしき》できたB細胞《さいぼう》だけが，大量《たいりょう》にふえて病原体《びょうげんたい》と戦《たたか》います。

ことなる受容体《じゅようたい》をもつB細胞《さいぼう》

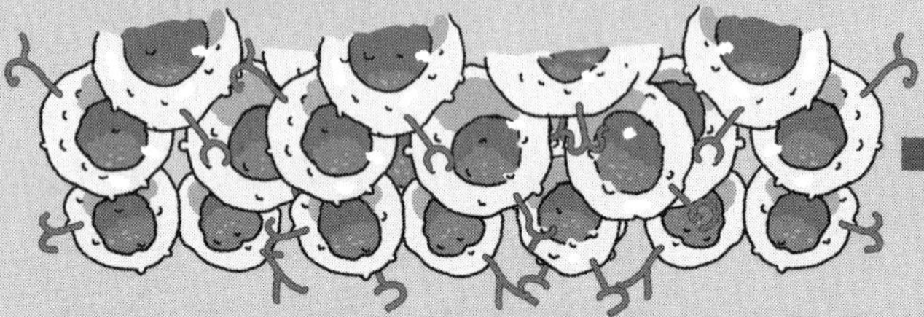

病原体《びょうげんたい》（抗原《こうげん》）を認識《にんしき》したB細胞《さいぼう》

病原体《びょうげんたい》（抗原《こうげん》）を認識《にんしき》する受容体《じゅようたい》をもつB細胞《さいぼう》だけがふえます。

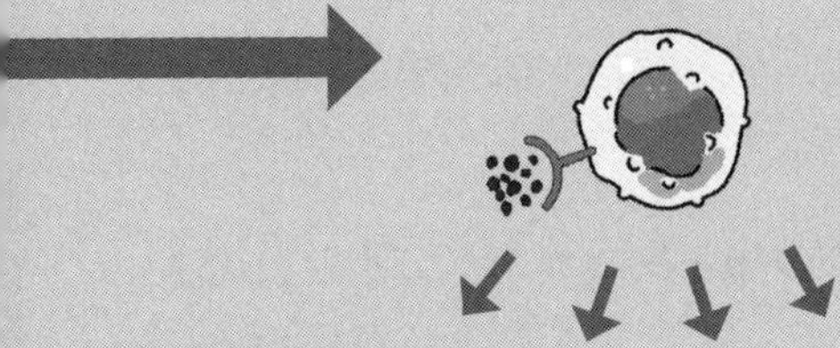

増殖《ぞうしょく》して戦《たたか》いに挑《いど》むB細胞《さいぼう》

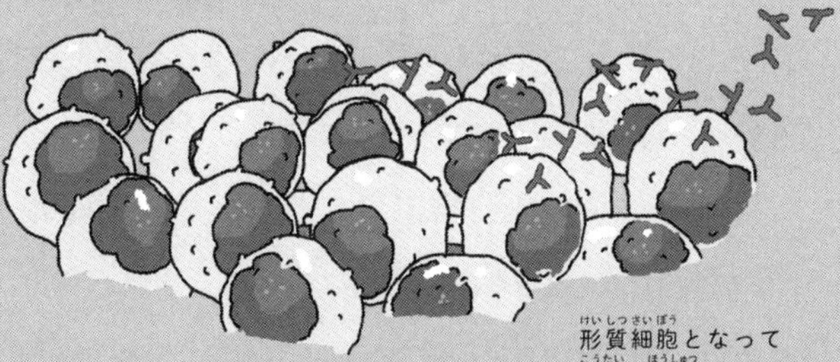

形質細胞《けいしつさいぼう》となって抗体《こうたい》を放出《ほうしゅつ》します。

7 リンパ管《かん》と血管《けっかん》は，免疫細胞《めんえきさいぼう》の通《とお》り道《みち》

T細胞《さいぼう》とB細胞《さいぼう》は，血液《けつえき》とリンパ液《えき》にのって循環《じゅんかん》

免疫《めんえき》をになうT細胞《さいぼう》やB細胞《さいぼう》は，ふだん体《からだ》のどこにいるのでしょう。答《こたえ》は，消化管《しょうかかん》や血液《けつえき》，リンパ管《かん》の中《なか》です。

体《からだ》には，血管《けっかん》のほかに，リンパ管《かん》が樹枝《じゅし》のように張《は》りめぐらされています。リンパ管《かん》は，体《からだ》中《じゅう》のあらゆる組織《そしき》で「毛細《もうさい》リンパ管《かん》」としてはじまり，しだいに集合《しゅうごう》して「リンパ管《かん》」となり，鎖《さ》骨《こつ》の下《した》で静脈《じょうみゃく》へつながっています。

毛細血管《もうさいけっかん》から体《からだ》の組織《そしき》にしみだした組織液《そしきえき》の一部《いちぶ》が，この毛細《もうさい》リンパ管《かん》に入《はい》って「リンパ液《えき》」とよばれるようになります。

7 免疫《めんえき》システムをになう組織《そしき》

体内《たいない》には，免疫《めんえき》システムをになう組織《そしき》が散《ち》らばっています。胸腺《きょうせん》や骨髄《こつずい》は，リンパ球《きゅう》を分化《ぶんか》させる器官《きかん》で，ここで分化《ぶんか》したT細胞《さいぼう》やB細胞《さいぼう》は，血液《けつえき》やリンパ液《えき》の流《なが》れにのって体内《たいない》を循環《じゅんかん》します。

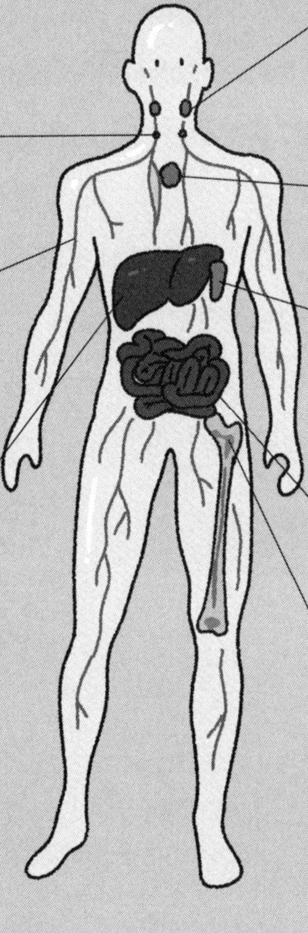
扁桃《へんとう》
口《くち》や鼻《はな》から侵入《しんにゅう》してきた病原体《びょうげんたい》に対《たい》して，免疫応答《めんえきおうとう》を行《おこな》います。
リンパ節《せつ》
リンパ管《かん》に沿《そ》って点在《てんざい》する組織《そしき》。
胸腺《きょうせん》
T細胞《さいぼう》を分化《ぶんか》させ，選抜《せんばつ》する器官《きかん》。
リンパ管《かん》
リンパ液《えき》が流《なが》れている管《かん》で，体中《からだじゅう》にはりめぐらされています。
脾臓《ひぞう》
血液中《けつえきちゅう》の古《ふる》い赤血球《せっけっきゅう》を破壊《はかい》します。血液《けつえき》に混《ま》ざって流《なが》れてきた病原体《びょうげんたい》も攻撃《こうげき》します。
肝臓《かんぞう》
毛細血管《もうさいけっかん》の壁《かべ》に「クッパー細胞《さいぼう》」という細胞《さいぼう》がいて，血液中《けつえきちゅう》の異物《いぶつ》を処理《しょり》しています。
腸《ちょう》
食《た》べ物《もの》などとともに侵入《しんにゅう》してきた病原体《びょうげんたい》を攻撃《こうげき》します。
骨髄《こつずい》
造血幹細胞《ぞうけつかんさいぼう》から，すべての血液細胞《けつえきさいぼう》を分化《ぶんか》させる場所《ばしょ》。B細胞《さいぼう》の選抜《せんばつ》も行《おこな》われます。

リンパ節《せつ》は戦《たたか》いの拠点《きょてん》

T細胞《さいぼう》やB細胞《さいぼう》は，血液《けつえき》とリンパ液《えき》の流《なが》れにのって，体内《たいない》を循環《じゅんかん》し，外敵《がいてき》がいないか見張《みは》っています。

免疫細胞《めんえきさいぼう》は，リンパ管《かん》に沿《そ》って点在《てんざい》する「リンパ節《せつ》」に多《おお》くいて，外部《がいぶ》から侵入《しんにゅう》した病原体《びょうげんたい》に出《で》会《あ》うと，T細胞《さいぼう》やB細胞《さいぼう》による防衛戦《ぼうえいせん》がはじまります。

風邪《かぜ》をひいてリンパ節《せつ》がはれるのは，リンパ節《せつ》で戦《たたか》いがおき，免疫細胞《めんえきさいぼう》が集《あつ》まってきている状《じょう》況《きょう》です。扁桃《へんとう》もリンパ節《せつ》のような器官《きかん》であり，その腫《は》れも，免疫細胞《めんえきさいぼう》たちが戦《たたか》っている証拠《しょうこ》なのです。

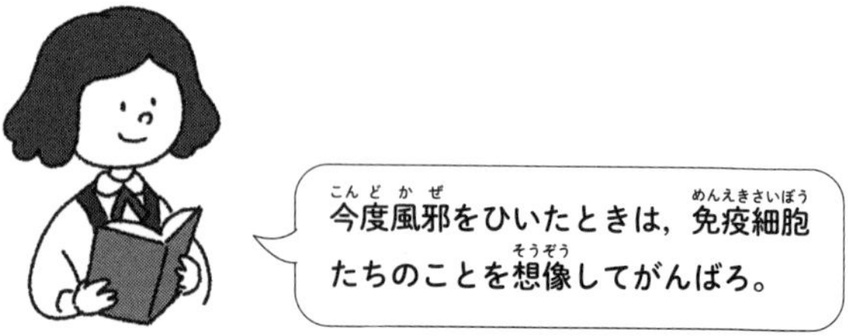
今度風邪《こんどかぜ》をひいたときは，免疫細胞《めんえきさいぼう》たちのことを想像《そうぞう》してがんばろ。

memo

博士《はかせ》！教《おし》えて!!

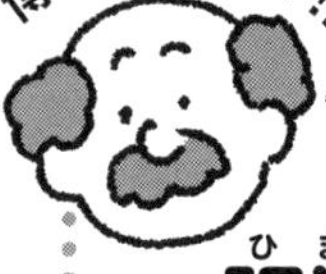

肥満《ひまん》はなぜ体《からだ》に悪《わる》いの？

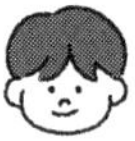

博士《はかせ》。僕《ぼく》，最近太《さいきんふと》っちゃって…。

それはいかんな。そもそも，太《ふと》るというのは「白色脂肪細胞《はくしょくしぼうさいぼう》」という細胞《さいぼう》に脂肪《しぼう》がためこまれているということなんじゃ。この細胞《さいぼう》は脂《し》肪《ぼう》を貯蔵《ちょぞう》するだけじゃなく，全身《ぜんしん》に向《む》かっていろんな「ホルモン」を分泌《ぶんぴつ》しておる。

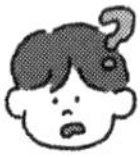

あれ？　体《からだ》に必要《ひつよう》なものを分泌《ぶんぴつ》しているのに，何《なん》がよくないんですか？

白色脂肪細胞《はくしょくしぼうさいぼう》が過剰《かじょう》な脂肪《しぼう》を貯蔵《ちょぞう》すると，白《はく》色《しょく》脂肪細胞《しぼうさいぼう》から分泌《ぶんぴつ》される物質《ぶっしつ》の量《りょう》が増減《ぞうげん》する。それが，体《からだ》に悪影響《あくえいきょう》をおよぼすんじゃ。たとえば，血管《けっかん》を収縮《しゅうしゅく》させる効果《こうか》のあるホルモンが増加《ぞうか》すると，血管《けっかん》が細《ほそ》くなって高血圧《こうけつあつ》になる。ほかにも，血液中《けつえきちゅう》から細胞《さいぼう》へのブドウ糖《とう》の取《と》りこみを抑制《よくせい》する物質《ぶっしつ》が増加《ぞうか》して，

高血糖《こうけっとう》になることもある。

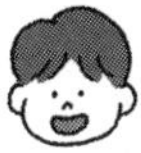

じゃあ僕《ぼく》のおやつは博士《はかせ》にあげます。でも，太《ふと》らないように気《き》をつけてくださいね。

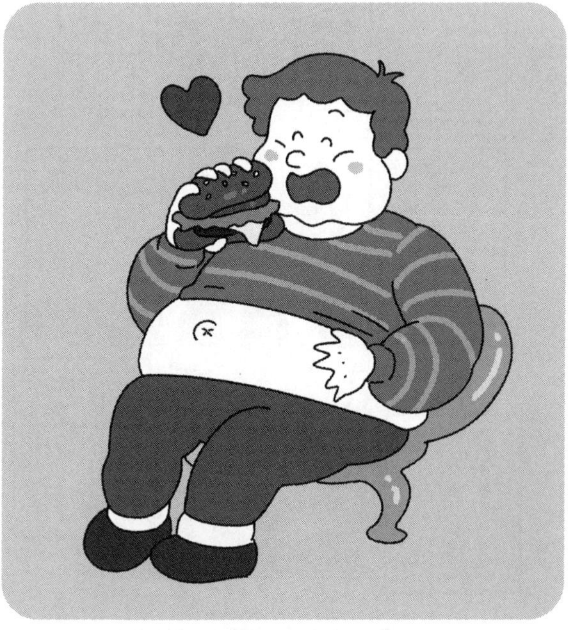

玄白《げんぱく》，ターヘル・アナトミアを購入《こうにゅう》

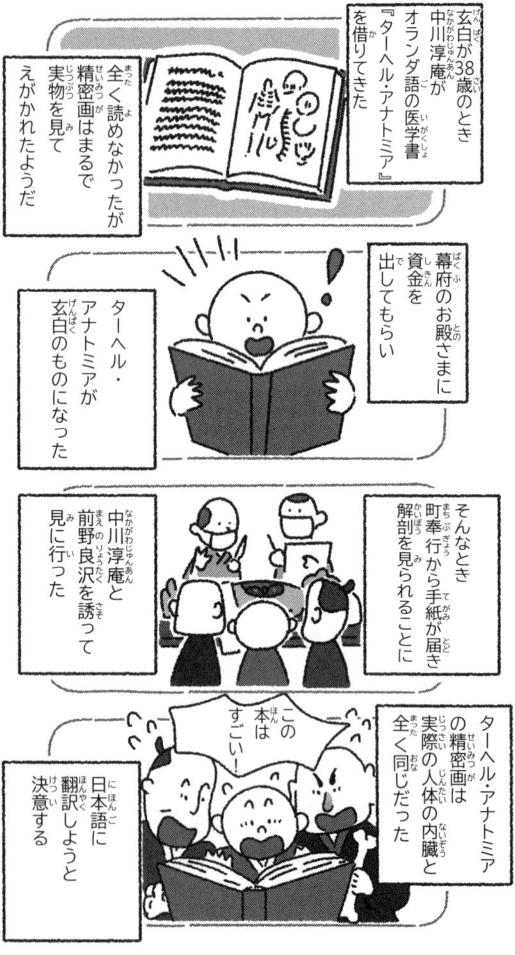
玄白《げんぱく》が38歳《さい》のとき
中川淳庵《なかがわじゅんあん》が
オランダ語《ご》の医学書《いがくしょ》
『ターヘル・アナトミア』
を借《か》りてきた
全《まった》く読《よ》めなかったが
精密画《せいみつが》はまるで
実物《じつぶつ》を見《み》て
えがかれたようだ
幕府《ばくふ》のお殿《との》さまに
資金《しきん》を
出《で》してもらい
ターヘル・
アナトミアが
玄白《げんぱく》のものになった
そんなとき
町奉行《まちぶぎょう》から手紙《てがみ》が届《とど》き
解剖《かいぼう》を見《み》られることに
中川淳庵《なかがわじゅんあん》と
前野良沢《まえのりょうたく》を誘《さそ》って
見《み》に行《い》った
ターヘル・アナトミア
の精密画《せいみつが》は
実際《じっさい》の人体《じんたい》の内臓《ないぞう》と
全《まった》く同《おな》じだった
この本《ほん》はすごい！
日本語《にほんご》に
翻訳《ほんやく》しようと
決意《けつい》する

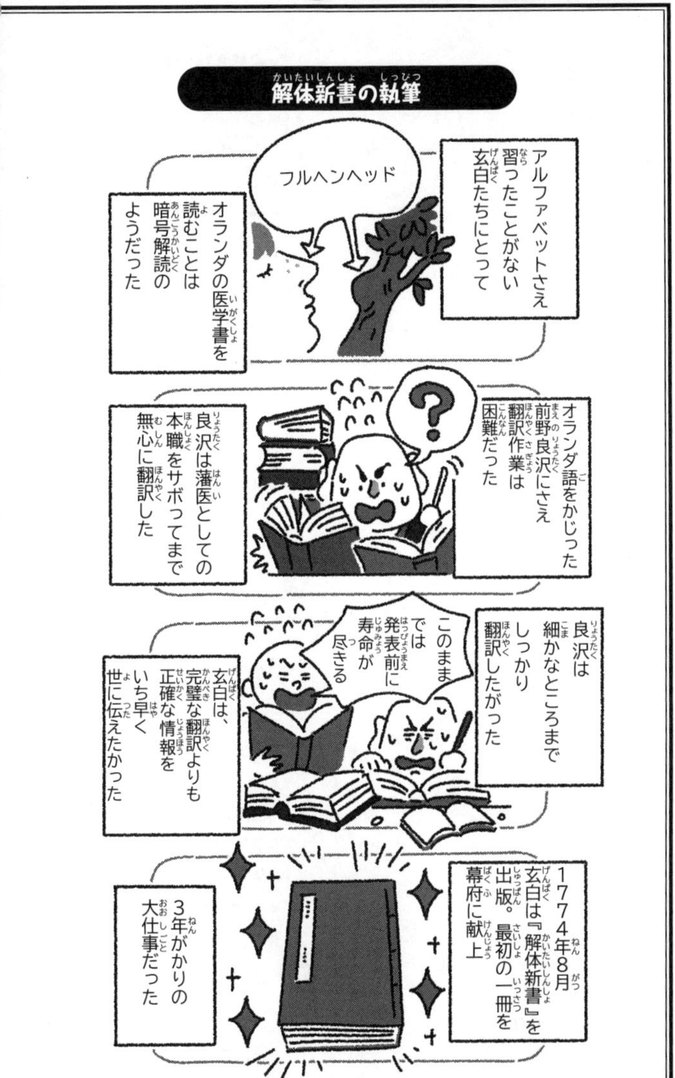
解体新書《かいたいしんしょ》の執筆《しっぴつ》
アルファベットさえ習《なら》ったことがない玄白《げんぱく》たちにとって
フルヘンヘッド
オランダの医学書《いがくしょ》を読《よ》むことは暗号解読《あんごうかいどく》のようだった
オランダ語《ご》をかじった前野良沢《まえのりょうたく》にさえ翻訳作業《ほんやくさぎょう》は困難《こんなん》だった
良沢《りょうたく》は藩医《はんい》としての本職《ほんしょく》をサボってまで無心《むしん》に翻訳《ほんやく》した
良沢《りょうたく》は細《こま》かなところまでしっかり翻訳《ほんやく》したがった
このままでは発表前《はっぴょうまえ》に寿命《じゅみょう》が尽《つ》きる
玄白《げんぱく》は、完璧《かんぺき》な翻訳《ほんやく》よりも正確《せいかく》な情報《じょうほう》をいち早《はや》く世《よ》に伝《つた》えたかった
1774年《ねん》8月《がつ》玄白《げんぱく》は『解体新書《かいたいしんしょ》』を出版《しゅっぱん》。最初《さいしょ》の一冊《いっさつ》を幕府《ばくふ》に献上《けんじょう》
3年《ねん》がかりの大仕事《おおしごと》だった

さくいん

A～Z

B細胞《さいぼう》 ……… 169, 171, 172, 173, 174, 175, 176, 177, 178

pH《ピーエイチ》 ……… 19, 31, 36, 48

S字結腸《じけっちょう》 ……… 41

T細胞《さいぼう》 ……… 169, 170, 172, 173, 174, 176, 177, 178

あ

青木昆陽《あおきこんよう》 ……… 113

赤《あか》ちゃん ……… 110

アクチン ……… 108

アクチン線維《せんい》 ……… 107, 108

味《あじ》 ……… 144

汗《あせ》 ……… 92

暑《あつ》い ……… 92

アドレナリン ……… 129, 165

アブミ骨《こつ》 ……… 135, 139

アポクリン汗腺《かんせん》 ……… 88, 89

甘味《あまみ》 ……… 144

アミノ酸《さん》 ……… 43

アミラーゼ ……… 20

アルドステロン ……… 165

アルブミン ……… 155

アンダーファー ……… 98

アンドロゲン ……… 165

い

胃《い》 ……… 11, 17, 28, 31, 32, 33, 34, 39

胃液《いえき》 ……… 31, 32, 33, 34, 36

胃酸《いさん》 ……… 31

一次嗅覚野《いちじきゅうかくや》 ……… 123

一次視覚野《いちじしかくや》 ……… 123

一次体性感覚野《いちじたいせいかんかくや》 ……… 123

一次聴覚野《いちじちょうかくや》 ……… 123

一次味覚野《いちじみかくや》 ……… 123

胃腸《いちょう》 ……… 129

1回拍出量《かいはくしゅつりょう》 ……… 73, 77

胃粘膜《いねんまく》 ……… 33

胃袋《いぶくろ》 ……… 32

イリエワニ ……… 26

う

右腎《うじん》 ……… 49

右心室《うしんしつ》 ……… 71, 72

右心房《うしんぼう》 ……… 71, 72

腕《うで》 ……… 103, 105

右脳《うのう》 ……… 121

運動《うんどう》 ……… 77, 119

運動神経《うんどうしんけい》 ……… 116, 126, 127

運動不足《うんどうぶそく》 ……… 157

え

永久歯《えいきゅうし》 ……… 24

栄養素《えいようそ》 ……… 16

エクリン汗腺《かんせん》 ……… 88, 92

エナメル質《しつ》 ……… 22, 24

エブネル腺《せん》 ……… 147

えら心臓《しんぞう》 ……… 80

円回内筋《えんかいないきん》 ……… 105

嚥下《えんげ》 ……… 30

塩酸《えんさん》 ……… 31

延髄《えんずい》 ……… 119, 120, 121

塩味《えんみ》 ……… 144

お

横隔膜《おうかくまく》 ……… 61, 62, 63

横行結腸《おうこうけっちょう》 ……… 41

黄色骨髄《おうしょくこつずい》 ……… 101

奥歯《おくば》 …… 24
おなら …… 42
親知《おやし》らず …… 23, 25
温度覚《おんどかく》 …… 87
音波《おんぱ》 …… 135, 138

か

ガードヘアー …… 98
回外筋《かいがいきん》 …… 105
外肛門括約筋《がいこうもんかつやくきん》 …… 41
外耳《がいじ》 …… 137
外耳道《がいじどう》 …… 137
海藻《かいそう》 …… 46
外側半規管《がいそくはんきかん》 …… 139
解体新書《かいたいしんしょ》 …… 183
回腸《かいちょう》 …… 37, 39
外尿道括約筋《がいにょうどうかつやくきん》 …… 52
外尿道口《がいにょうどうこう》 …… 52
海綿質《かいめんしつ》 …… 101
回盲口《かいもうこう》 …… 41
外《がい》リンパ液《えき》 …… 138
顔色《かおいろ》 …… 90
蝸牛《かぎゅう》 …… 137, 138, 139
蝸牛管《かぎゅうかん》 …… 136, 138, 139, 140
獲得免疫《かくとくめんえき》 …… 169, 171
角膜《かくまく》 …… 132, 134
下行結腸《かこうけっちょう》 …… 41
下行大動脈《かこうだいどうみゃく》 …… 45, 71
下垂体《かすいたい》 …… 164
ガス交換《こうかん》 …… 65, 66
加速筋《かそくきん》 …… 150
下大静脈《かだいじょうみゃく》 …… 45, 71
滑液《かつえき》 …… 101
顎下腺《がっかせん》 …… 19, 21
滑膜《かつまく》 …… 101
下頭頂小葉《かとうちょうしょうよう》 …… 123
下部食道括約筋《かぶしょくどうかつやくきん》 …… 29
髪《かみ》 …… 94, 95
かむ力《ちから》 …… 26
カメレオン …… 150
カルシウム …… 100, 102
感覚器官《かんかくきかん》 …… 125
感覚細胞《かんかくさいぼう》 …… 140
感覚受容器《かんかくじゅようき》 …… 87
感覚情報《かんかくじょうほう》 …… 119
感覚神経《かんかくしんけい》 …… 126, 127
眼球《がんきゅう》 …… 132
肝静脈《かんじょうみゃく》 …… 45
関節《かんせつ》 …… 103
関節腔《かんせつこう》 …… 101
関節軟骨《かんせつなんこつ》 …… 101
関節包《かんせつほう》 …… 101
汗腺《かんせん》 …… 92
肝臓《かんぞう》 …… 11, 17, 35, 36, 43, 44, 79, 177
間脳《かんのう》 …… 119, 120, 121

き

記憶《きおく》B細胞《さいぼう》 …… 171
気温《きおん》 …… 90
気化熱《きかねつ》 …… 92
器官《きかん》 …… 10, 11, 79
気管《きかん》 …… 11, 21, 28, 29, 64, 65
気管支《きかんし》 …… 64, 65
気管軟骨《きかんなんこつ》 …… 65
キヌタ骨《こつ》 …… 135, 139
嗅覚《きゅうかく》 …… 124
球形嚢《きゅうけいのう》 …… 136, 139
嗅細胞《きゅうさいぼう》 …… 143
臼歯《きゅうし》 …… 23
吸収《きゅうしゅう》 …… 120

吸収上《きゅうしゅうじょう》皮《ひ》細胞《さいぼう》…… 38, 39
嗅粘膜《きゅうねんまく》…… 142, 143
橋《きょう》…… 119, 121
胸腔《きょうこう》…… 60
胸式《きょうしき》呼《こ》吸《きゅう》…… 60, 61
胸腺《きょうせん》…… 172, 173, 177
強膜《きょうまく》…… 133
巨核球《きょかくきゅう》…… 161
キラーT細胞《さいぼう》…… 171
筋原線《きんげんせん》維《い》…… 107, 108
筋線《きんせん》維《い》…… 106, 107, 108
筋束《きんそく》…… 106, 107
緊張《きんちょう》…… 56
筋肉《きんにく》…… 11, 77, 79, 80, 103, 105, 106, 107, 119, 132

く

空《くう》気《き》…… 60, 61, 64
空腸《くうちょう》…… 34, 37, 39
駆《く》出《しゅつ》期《き》…… 74
口《くち》…… 18, 146
クッパー細胞《さいぼう》…… 177
クモ膜《まく》…… 127
グリコーゲン …… 17
グルーミング …… 99
グルコース …… 120

け

毛《け》…… 89, 91, 92, 93, 94, 96, 97
形質細胞《けいしつさいぼう》…… 171, 175
毛《け》皮《がわ》…… 98
血圧《けつあつ》…… 129
血液《けつえき》…… 48, 70, 71, 72, 73, 74, 75, 77, 78, 79, 90, 91, 92, 93, 120, 154, 156, 157, 160, 176, 177, 178
血液検《けつえきけん》査《さ》…… 156
血液細胞《けつえきさいぼう》…… 100
血液循環《けつえきじゅんかん》…… 120
血管《けっかん》…… 10, 11, 129, 157, 159, 161, 176
血球《けっきゅう》…… 160
血漿《けっしょう》…… 154, 155
血小板《けっしょうばん》…… 154, 155, 159, 160, 161, 162
結腸《けっちょう》…… 39, 40
結腸《けっちょう》ヒモ …… 41
血糖《けっとう》値《ち》…… 35
血流《けつりゅう》…… 129, 130
ケラチン …… 86, 94
犬《けん》歯《し》…… 23, 24, 25
原尿《げんにょう》…… 50

こ

交感神経《こうかんしんけい》…… 57, 128, 130
交感神経幹《こうかんしんけいかん》…… 128, 129
交感神経系《こうかんしんけいけい》…… 129
口腔《こうくう》…… 11, 17
高血圧《こうけつあつ》…… 180
高血糖《こうけっとう》…… 180
抗原《こうげん》…… 172, 174, 175
虹彩《こうさい》…… 132
甲状腺《こうじょうせん》…… 102, 164
酵《こう》素《そ》…… 17
抗体《こうたい》…… 171, 172, 174, 175
交代性《こうたいせい》鼻《び》閉《へい》…… 68
好中球《こうちゅうきゅう》…… 161, 169
赤血球《せっけっきゅう》…… 161
喉頭蓋《こうとうがい》…… 29
後頭葉《こうとうよう》…… 123, 124
後半《こうはん》規《き》管《かん》…… 139
硬膜《こうまく》…… 127

紅毛外科《こうもうげか》 …… 83
肛門《こうもん》 …… 18, 39, 41
呼吸《こきゅう》 …… 62, 120
鼓室《こしつ》 …… 137
鼓室窓《こしつそう》 …… 139
骨格筋《こっかくきん》 …… 103
骨芽細胞《こつがさいぼう》 …… 100, 102
骨髄《こつずい》 … 160, 161, 162, 172, 173, 177
骨迷路《こつめいろ》 …… 138, 139
鼓動《こどう》 …… 74, 76
ご飯《はん》 …… 16
鼓膜《こまく》 …… 135, 137, 138, 139, 140
固有肝動脈《こゆうかんどうみゃく》 …… 45
コラーゲン線維《せんい》 …… 100
コルチゾール …… 165
コレステロール … 157, 158, 159, 165

さ

細菌《さいきん》 …… 40, 42, 170, 171
細静脈《さいじょうみゃく》 …… 90
細胞《さいぼう》 …… 106
細胞核《さいぼうかく》 …… 106
細胞成分《さいぼうせいぶん》 …… 154, 155
細胞体《さいぼうたい》 …… 117, 118
逆立《さかだ》ち …… 28
左腎《さじん》 …… 49
左心室《さしんしつ》 …… 71, 72
左心房《さしんぼう》 …… 71, 72
殺菌《さっきん》 …… 31
左脳《さのう》 …… 123
寒《さむ》い …… 92
三尖弁《さんせんべん》 …… 71
酸素《さんそ》 …… 65, 66, 155
三大栄養素《さんだいえいようそ》 …… 36
三半規管《さんはんきかん》 …… 137, 139
酸味《さんみ》 …… 144

し

耳介《じかい》 …… 137
視覚《しかく》 …… 119, 124
耳下腺《じかせん》 …… 19, 21
歯冠《しかん》 …… 22, 24
耳管《じかん》 …… 137
軸索《じくさく》 …… 117, 118
刺激《しげき》ホルモン …… 164
止血《しけつ》 …… 155
篩骨洞《しこつどう》 …… 143
歯根《しこん》 …… 22, 24
歯根膜《しこんまく》 …… 22, 24
支持細胞《しじさいぼう》 …… 116
脂質《ししつ》 …… 36
視床《ししょう》 …… 121
視床下部《ししょうかぶ》 …… 121, 164
耳小骨《じしょうこつ》 …… 137, 138
視神経《ししんけい》 …… 133, 134
歯髄《しずい》 …… 22, 24
歯髄腔《しずいこう》 …… 22
脂腺《しせん》 …… 89, 97
自然免疫《しぜんめんえき》 …… 169, 170
歯槽骨《しそうこつ》 …… 22, 24
舌《した》 …… 21, 144, 146, 150
シナプス …… 117, 118
歯肉《しにく》 …… 24
脂肪《しぼう》 …… 35, 44, 87, 180
収縮筋《しゅうしゅくきん》 …… 150
十二指腸《じゅうにしちょう》 …… 33, 34, 35, 36, 37, 39, 45
充満期《じゅうまんき》 …… 75
絨毛《じゅうもう》 …… 37, 39
重力《じゅうりょく》 …… 30

樹状細胞《じゅじょうさいぼう》 ……………… 169, 170
樹状突起《じゅじょうとっき》 ……………… 117, 118
受容体《じゅようたい》 …………… 172, 174, 175
消化《しょうか》 ……………………………16
消化液《しょうかえき》 ……………………… 16, 19
消化管《しょうかかん》 …… 30, 43, 79, 130, 176
上顎洞《じょうがくどう》 ………………………… 143
小臼歯《しょうきゅうし》 ……………………… 24, 25
上行結腸《じょうこうけっちょう》 …………………… 41
硝子体《しょうしたい》 ………………………… 133
上大静脈《じょうだいじょうみゃく》 ………………………71
小腸《しょうちょう》… 11, 17, 35, 37, 38, 39, 41
焦点《しょうてん》 ………………………… 134
小脳《しょうのう》 ……………………… 119, 121
小弯《しょうわん》 ………………………… 33
上腕《じょうわん》 ……………………… 104, 105
上腕筋《じょうわんきん》 …………………… 104, 105
上腕三頭筋《じょうわんさんとうきん》 ……………… 104, 105
上腕二頭筋《じょうわんにとうきん》 ……………… 104, 105
触圧覚《しょくあっかく》 ………………………… 86
食道《しょくどう》 ……… 11, 21, 28, 29, 33, 39
食物繊維《しょくもつせんい》 …………… 41, 42, 46
食欲《しょくよく》 ………………………… 129
触覚《しょっかく》 ………………………… 124
自律神経《じりつしんけい》 … 57, 116, 126, 128, 129
白目《しろめ》 ………………………… 133
しわ ………………………… 122
心音《しんおん》 ……………………… 74, 76
神経細胞《しんけいさいぼう》 ………………………
116, 117, 118, 129, 133, 142
神経節《しんけいせつ》 ………………………… 129
神経線維《しんけいせんい》 ……………………… 107
神経伝達物質《しんけいでんたつぶっしつ》 ………………… 118
神経突起《しんけいとっき》 ……………………… 118
心雑音《しんざつおん》 ………………………… 76
心室《しんしつ》 ……………………… 73, 74
腎小体《じんしょうたい》 …………………… 49, 50
心臓《しんぞう》 ………… 11, 43, 70, 71, 72,
73, 74, 79, 80, 129
腎臓《じんぞう》 ……48, 49, 50, 51, 79, 164, 165
人体《じんたい》 ………………………… 10
浸透圧《しんとうあつ》 ………………………… 155
心拍出量《しんはくしゅつりょう》 ……………………… 70, 77
心拍数《しんぱくすう》 … 73, 77, 78, 128, 129, 130
真皮《しんぴ》 ………………… 86, 88, 96
心房《しんぼう》 ………………… 73, 74, 75
心房収縮期《しんぼうしゅうしゅくき》 ………………… 74

す

膵液《すいえき》 ………… 17, 34, 35, 36, 38
膵管《すいかん》 ………………………… 34
髄腔《ずいこう》 ………………………… 101
髄質《ずいしつ》 ………………………… 165
水晶《すいしょう》 ………………………… 22
水晶体《すいしょうたい》 …………… 132, 134, 148
膵臓《すいぞう》 ………………… 17, 34, 35
水分量《すいぶんりょう》 ………………………… 48
杉田玄白《すぎたげんぱく》 ………………………
82, 83, 112, 113, 182, 183
ストレス ………………………… 130
スポーツ心臓《しんぞう》 ……………… 78

せ

精神活動《せいしんかつどう》 ………………………… 119
成長期《せいちょうき》 ………………………… 95
生命《せいめい》の維持《いじ》 ……………………… 119
赤色骨髄《せきしょくこつずい》 ………………………… 160
脊髄《せきずい》 … 116, 125, 126, 127, 128, 129
脊髄神経《せきずいしんけい》 ……………… 126, 127
脊椎《せきつい》 ………………………… 127

舌下腺《ぜっかせん》 …… 19, 21
赤血球《せっけっきゅう》 …… 154, 155, 159, 160, 161, 162
舌骨《ぜっこつ》 …… 150
舌骨上筋《ぜっこつじょうきん》 …… 29
切歯《せっし》 …… 23, 24
舌尖《ぜっせん》 …… 146
舌乳頭《ぜつにゅうとう》 …… 145
舌背《ぜつはい》 …… 146
背骨《せぼね》 …… 125, 127
セメント質《しつ》 …… 22, 24
線維《せんい》 …… 86, 106
前庭《ぜんてい》 …… 137, 139
蠕動《ぜんどう》 …… 30
前頭極《ぜんとうきょく》（部《ぶ》） …… 123
前頭洞《ぜんとうどう》 …… 143
前頭葉《ぜんとうよう》 …… 123, 124
全肺気量《ぜんはいきりょう》 …… 60
前半規管《ぜんはんきかん》 …… 139
前腕《ぜんわん》 …… 105

そ

総肝管《そうかんかん》 …… 45
象牙質《ぞうげしつ》 …… 22
造血幹細胞《ぞうけつかんさいぼう》 …… 160, 161, 162
爪甲《そうこう》 …… 96
爪体《そうたい》 …… 96
総胆管《そうたんかん》 …… 45
僧帽弁《そうぼうべん》 …… 71
爪母基《そうぼき》 …… 96
側切歯《そくせっし》 …… 25
側頭葉《そくとうよう》 …… 123, 124
組織液《そしきえき》 …… 176
組成《そせい》 …… 48

た

ターヘルアナトミア …… 182
体温《たいおん》 …… 90, 91
体温調節《たいおんちょうせつ》 …… 90
大臼歯《だいきゅうし》 …… 24, 25
退行《たいこう》・休止期《きゅうしき》 …… 95
第三《だいさん》の目《め》 …… 148
体循環《たいじゅんかん》 …… 71
体心臓《たいしんぞう》 …… 80
体性神経《たいせいしんけい》 …… 126
大腿骨《だいたいこつ》 …… 101
大腸《だいちょう》 …… 11, 39, 40
大腸菌《だいちょうきん》 …… 42
大動脈弓《だいどうみゃくきゅう》 …… 71
大動脈弁《だいどうみゃくべん》 …… 71
第二鼓膜《だいにこまく》 …… 139
大脳《だいのう》 …… 119, 121, 122, 124
大脳皮質《だいのうひしつ》 …… 119, 122
体毛《たいもう》 …… 92
大彎《だいわん》 …… 33
だ液《えき》 …… 17, 19, 20, 21
だ液《えき》アミラーゼ …… 17
だ液腺《えきせん》 …… 17, 19, 21
タコ …… 80
胆汁《たんじゅう》 …… 35, 36
炭水化物《たんすいかぶつ》 …… 17, 36
単糖《たんとう》 …… 17
胆嚢《たんのう》 …… 35, 36, 45
タンパク質《しつ》 …… 36, 44

ち

知覚神経《ちかくしんけい》 …… 116
緻密質《ちみつしつ》 …… 101
中耳《ちゅうじ》 …… 137

虫垂《ちゅうすい》 …… 39, 40, 41
中枢神経《ちゅうすうしんけい》 …… 116, 125
中切歯《ちゅうせっし》 …… 25
中脳《ちゅうのう》 …… 119, 121
腸《ちょう》 …… 177
聴覚《ちょうかく》 …… 119, 124, 136
蝶形骨洞《ちょうけいこつどう》 …… 143
腸内細菌《ちょうないさいきん》 …… 40, 41, 42, 46
直腸《ちょくちょう》 …… 39, 40, 41

つ

痛覚《つうかく》 …… 87
ツチ骨《こつ》 …… 135, 139
つめ …… 94, 96

て

ティラノサウルス …… 27
デジタルカメラ …… 131
電気信号《でんきしんごう》 …… 131, 133, 140

と

糖《とう》 …… 17, 43, 44
頭蓋骨《とうがいこつ》 …… 137, 138
瞳孔《どうこう》 …… 132
頭足類《とうそくるい》 …… 80
頭頂眼《とうちょうがん》 …… 148
頭頂葉《とうちょうよう》 …… 123, 124
動脈硬化《どうみゃくこうか》 …… 157, 158, 159
動脈弁《どうみゃくべん》 …… 76
等容性弛緩期《とうようせいしかんき》 …… 75
等容性収縮期《とうようせいしゅうしゅくき》 …… 74
トカゲ …… 148
鳥肌《とりはだ》 …… 91

な

内耳《ないじ》 …… 135, 136, 137, 138, 139
内尿道括約筋《ないにょうどうかつやくきん》 …… 52
内尿道口《ないにょうどうこう》 …… 52
内皮細胞《ないひさいぼう》 …… 157
内分泌系《ないぶんぴつけい》 …… 163
内《ない》リンパ液《えき》 …… 138
中川淳庵《なかがわじゅんあん》 …… 112, 182
流《なが》れる臓器《ぞうき》 …… 154, 156
ナトリウム …… 48
軟口蓋《なんこうがい》 …… 29, 146
軟膜《なんまく》 …… 127

に

におい …… 141, 142
苦味《にがみ》 …… 144
二酸化炭素《にさんかたんそ》 …… 65, 66
西玄哲《にしげんてつ》 …… 83
ニホンカナヘビ …… 148
乳酸菌《にゅうさんきん》 …… 42
尿《にょう》 …… 48, 50, 51
尿意《にょうい》 …… 54
尿管《にょうかん》 …… 49
尿管口《にょうかんこう》 …… 52, 53
尿道《にょうどう》 …… 52

ね

ネーザルサイクル …… 68
粘膜《ねんまく》 …… 141, 142

の

脳《のう》 …… 11, 79, 116, 119, 120, 121
脳神経《のうしんけい》 …… 126
脳脊髄液《のうせきずいえき》 …… 127

脳梁《のうりょう》 …… 121
のど …… 146, 168
海苔《のり》 …… 46
ノルアドレナリン …… 129

は

歯《は》 …… 22
肺《はい》 ……
11, 28, 60, 61, 62, 63, 64, 65, 79
肺活量《はいかつりょう》 …… 60
肺循環《はいじゅんかん》 …… 71
排泄《はいせつ》 …… 120
肺動脈弁《はいどうみゃくべん》 …… 71
肺胞《はいほう》 …… 64, 65, 66
歯《は》ぐき …… 24
白色脂肪細胞《はくしょくしぼうさいぼう》 …… 180
拍動《はくどう》 …… 73, 77
破骨細胞《はこつさいぼう》 …… 102
パチニ小体《しょうたい》 …… 88, 89
白血球《はっけっきゅう》 ……
154, 155, 160, 161, 162, 168
鼻《はな》 …… 141, 142
鼻《はな》がつまる …… 68
鼻《はな》サイクル …… 68
鼻水《はなみず》 …… 141, 168
半規管《はんきかん》 …… 136
反射《はんしゃ》 …… 125

ひ

ヒアルロン酸《さん》 …… 101
皮下脂肪《ひかしぼう》 …… 98
皮下組織《ひかそしき》 …… 86, 87, 88, 96
光《ひかり》 …… 131, 133, 134
鼻腔《びくう》 …… 141, 142, 143
鼻甲介《びこうかい》 …… 143
ひじ …… 103
皮質《ひしつ》 …… 122, 165
微絨毛《びじゅうもう》 …… 38
鼻腺《びせん》 …… 141
脾臓《ひぞう》 …… 177
左《ひだり》主気管支《しゅきかんし》 …… 65
左《ひだり》大脳半球《だいのうはんきゅう》 …… 123
左《ひだり》尿管《にょうかん》 …… 49, 52
左《ひだり》肺《はい》 …… 65
鼻中隔《びちゅうかく》 …… 143
ヒドロキシアパタイト …… 100
皮膚《ひふ》 ……
12, 79, 86, 88, 90, 91, 92, 93
肥満《ひまん》 …… 157, 180
病原体《びょうげんたい》 …… 168, 169, 170, 171,
172, 173, 174, 175, 178
表皮《ひょうひ》 …… 86, 88, 96

ふ

フィブリノゲン …… 155
副交感神経《ふくこうかんしんけい》 …… 128
腹式呼吸《ふくしきこきゅう》 …… 60, 61
副腎《ふくじん》 …… 129, 164, 165
副腎髄質《ふくじんずいしつ》 …… 165
副腎皮質《ふくじんひしつ》 …… 165
副鼻腔《ふくびこう》 …… 143
ブロードマン
(コルビニアン・ブロードマン)
…… 122
ブロードマンの地図《ちず》 …… 122
噴門《ふんもん》 …… 29, 33

へ

平衡感覚《へいこうかんかく》 …… 136
閉塞《へいそく》 …… 159

便《べん》 ………… 18, 40
弁《べん》 ………… 73
扁桃《へんとう》 ………… 177, 178

ほ

膀胱《ぼうこう》 ………… 11, 49, 51, 52, 53, 54
房室弁《ぼうしつべん》 ………… 76
骨《ほね》 … 11, 100, 101, 102, 103, 110, 160
ホルモン …………
120, 154, 163, 164, 165, 166, 180

ま

マイスナー小体《しょうたい》 ………… 88, 89
前《まえ》野《の》良沢《りょうたく》 ………… 113, 182, 183
前《まえ》歯《ば》 ………… 23, 24
膜迷《まくめい》路《ろ》 ………… 138, 139
マクロファージ …………
157, 158, 159, 169, 170
末梢神経《まっしょうしんけい》 ………… 116, 126

み

ミオシン ………… 108
ミオシン線《せん》維《い》 ………… 107, 108
味《み》覚《かく》 ………… 124
右大脳半球《みぎだいのうはんきゅう》 ………… 121
右尿管《みぎにょうかん》 ………… 49, 52
右肺《みぎはい》 ………… 65
耳《みみ》 ………… 135
脈絡膜《みゃくらくまく》 ………… 133
味《み》蕾《らい》 ………… 144, 145, 146, 147

む

虫《むし》歯《ば》 ………… 19
ムチン ………… 20

め

眼《め》 ………… 11, 131
メルケル盤《ばん》 ………… 88, 89
免疫《めんえき》 …… 168, 169, 172, 176, 177
免疫細胞《めんえきさいぼう》 … 168, 170, 172, 176, 178

も

毛細血管《もうさいけっかん》 …… 10, 88, 90, 97, 162
毛細《もうさい》リンパ管《かん》 ………… 176
盲腸《もうちょう》 ………… 39, 40, 41
毛《け》乳頭《にゅうとう》 ………… 97
毛包《もうほう》 ………… 89, 94, 97
毛《もう》母《ぼ》基《き》 ………… 94, 95, 96, 97
網膜《もうまく》 ………… 133, 134, 148
毛様体《もうようたい》 ………… 132
門脈《もんみゃく》 ………… 43, 45, 79

や

焼《や》き肉《にく》 ………… 166
山脇東洋《やまわきとうよう》 ………… 112

ゆ

有郭乳頭《ゆうかくにゅうとう》 ………… 145, 146, 147
幽門《ゆうもん》 ………… 33

ら

ラッコ ………… 98
卵形嚢《らんけいのう》 ………… 136, 139

り

リゾチーム ………… 19
立毛筋《りつもうきん》 ………… 91, 92, 93, 97
硫《りゅう》化《か》水《すい》素《そ》 ………… 42
領《りょう》野《や》 ………… 122, 123, 124

リン酸《さん》 …… 100, 102
リン酸《さん》カルシウム …… 22
輪状咽頭筋《りんじょういんとうきん》 …… 28, 29
輪状《りんじょう》ヒダ …… 39
リンパ液《えき》 …… 138, 176, 177, 178
リンパ管《かん》 …… 176, 177, 178
リンパ球《きゅう》 …… 172, 177
リンパ節《せつ》 …… 177, 178

る

ルフィニ小体《しょうたい》 …… 88, 89

ろ

老廃物《ろうはいぶつ》 …… 48
ろ過《か》 …… 48, 50
肋間筋《ろっかんきん》 …… 61
肋骨《ろっこつ》 …… 61, 62, 63

わ

わき …… 88
ワニ …… 26
腕橈骨筋《わんとうこつきん》 …… 105

主《おも》な内容《ないよう》

簡単《かんたん》な法則《ほうそく》でわかる「物《もの》の動《うご》き」

ボールを超高速《ちょうこうそく》で投《な》げると，人工衛星《じんこうえいせい》になる
摩擦《まさつ》がなければ歩《ある》けない！ ほか

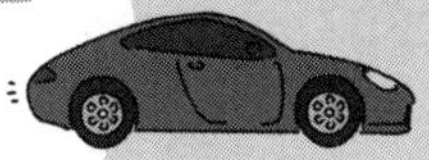

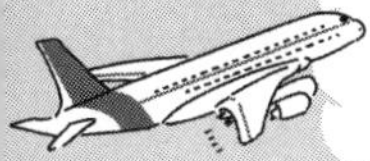

大《おお》きな力《ちから》を秘《ひ》めた「空気《くうき》」と「熱《ねつ》」

暑《あつ》い夏《なつ》には，気体《きたい》の分子《ぶんし》がはげしくぶつかってくる
「蒸気機関《じょうききかん》」が，産業革命《さんぎょうかくめい》をもたらした！ ほか

「波《なみ》」がおこす不思議《ふしぎ》な現象《げんしょう》

太陽光《たいようこう》は，七色《なないろ》の光《ひかり》が合《あ》わさったものだった！
高《たか》い建物《たてもの》ほど，地震《じしん》でゆっくりゆれやすい ほか

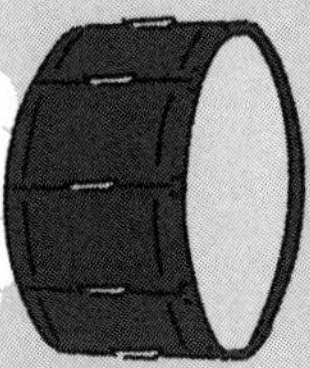

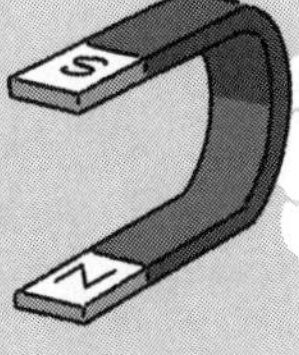

生活《せいかつ》を支《ささ》える「電気《でんき》」と「磁気《じき》」

スマホが熱《あつ》くなるのは，導線《どうせん》の原子《げんし》がゆらされるから
コイルが回転《かいてん》して，モーターができる！ ほか

万物《ばんぶつ》をつくる「原子《げんし》」の正体《しょうたい》

太陽《たいよう》の中《なか》では，水素《すいそ》の原子核《げんしかく》が融合《ゆうごう》している
原子《げんし》の構造《こうぞう》の探求《たんきゅう》が，「量子力学《りょうしりきがく》」を生《う》んだ ほか

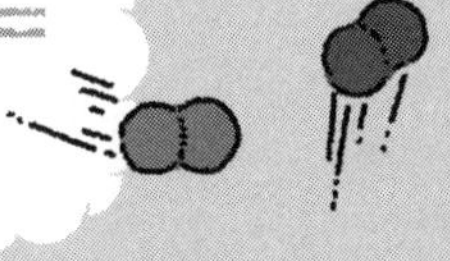

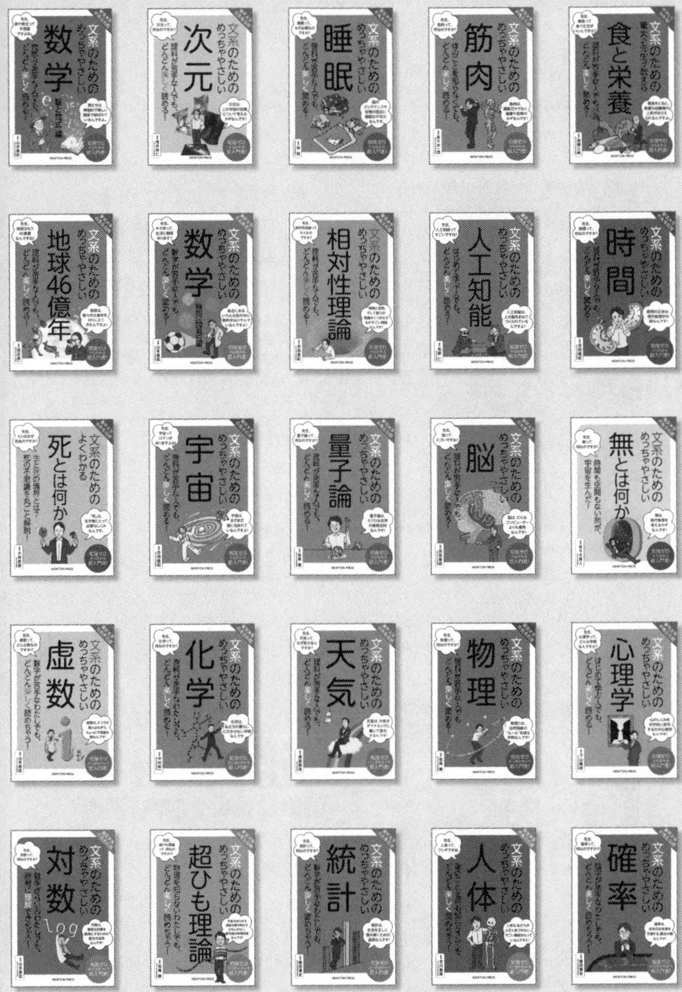

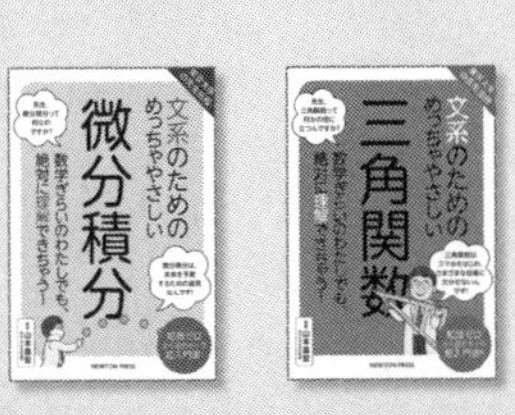

シリーズ好評発売中！

A5判・304ページ
定価 1,650円（税込）

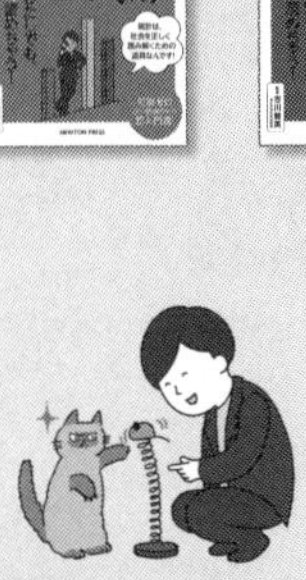

Staff

Editorial Management	中村真哉
Editorial Staff	井手 亮
Cover Design	岩本陽一
Design Format	村岡志津加（Studio Zucca）

Illustration

表紙カバー	羽田野乃花さんのイラストを元に岡田悠梨乃が作成
表紙	羽田野乃花さんのイラストを元に岡田悠梨乃が作成
3~7	羽田野乃花
9	木下真一郎さんのイラストを元に羽田野乃花が作成
11~23	羽田野乃花
24-25	羽田野乃花さんのイラストを元に岡田悠梨乃が作成
27~32	羽田野乃花
33	荻野瑶海さんのイラストを元に羽田野乃花が作成
35~57	羽田野乃花
58	荻野瑶海さんのイラストを元に羽田野乃花が作成
61~63	羽田野乃花
65	羽田野乃花さんのイラストを元に岡田悠梨乃が作成
66~94	羽田野乃花
96	羽田野乃花さんのイラストを元に岡田悠梨乃が作成
97~114	羽田野乃花
117	黒田清桐さんのイラストを元に羽田野乃花が作成
118~127	羽田野乃花
129	羽田野乃花さんのイラストを元に岡田悠梨乃が作成
130~145	羽田野乃花
146-147	木下真一郎さんのイラストを元に羽田野乃花が作成
149~152	羽田野乃花
155	木下真一郎さんのイラストを元に羽田野乃花が作成
156~169	羽田野乃花
170-171	月本事務所のイラストを元に羽田野乃花が作成
173~183	羽田野乃花

監修（敬称略）：
橋本尚詞（東京慈恵会医科大学客員教授・特別URA）

本書は主に，Newton 別冊『人体完全ガイド』の一部記事を抜粋し，
大幅に加筆・再編集したものです。

ニュートン超《ちょう》図《ず》解《かい》新《しん》書《しょ》
最《さい》強《きょう》に面《おも》白《しろ》い　人《じん》体《たい》

2023年5月20日発行

発行人	高森康雄
編集人	中村真哉
発行所	株式会社 ニュートンプレス　〒112-0012 東京都文京区大塚3-11-6 https://www.newtonpress.co.jp/

ISBN978-4-315-52696-7